U0122116

易 学 文 化 丛 书

精气神养生法

张其成
著

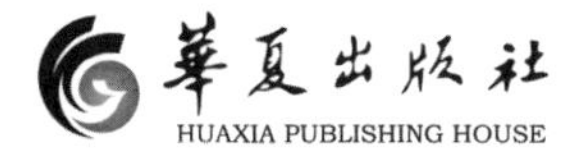
華夏出版社
HUAXIA PUBLISHING HOUSE

图书在版编目（CIP）数据

精气神养生法 / 张其成著 .-- 北京：华夏出版社有限公司， 2023.5（2024.6 重印）

ISBN 978-7-5222-0495-6

Ⅰ . ①精… Ⅱ . ①张… Ⅲ . ①养生（中医）—基本知识 Ⅳ . ① R212

中国国家版本馆 CIP 数据核字 (2023) 第 057304 号

精气神养生法

作　　者 张其成
责任编辑 张　平　曾　华

出版发行 华夏出版社有限公司
经　　销 新华书店
印　　装 三河市少明印务有限公司
版　　次 2023 年 5 月北京第 1 版
2024 年 6 月北京第 3 次印刷
开　　本 710mm × 1000mm　1/16 开
印　　张 16
字　　数 200 千字
定　　价 59.00 元

华夏出版社有限公司　地址：北京市东直门外香河园北里 4 号　邮编：100028
网址：www.hxph.com.cn　电话：（010）64618981

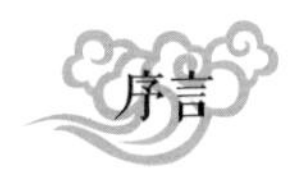

我一直在苦苦思索一个问题：我们每一个人的生命为什么在最公平中又最不公平？这样的不公平是谁造成的？

每个人的生命都只有一次，但每个人生命的长度和质量却又有天壤之别。

人生短暂，瞬息即逝；人生脆弱，灾难无情；人生八苦，愚痴颠倒。在宇宙无限与人生有限的矛盾中，生命的皈依、心灵的自由就成为永恒的主题。怎样延长生命长度、提高生命质量，使短短的此生今世能够离苦得乐、健康幸福，也就必然成为人类共同的追求。

人都是攥着拳头而来的，也都是撒手而归的。人生的最高境界就是哭着来，笑着走。人生苦乐，境由心造。我始终觉得：没有信仰、没有敬畏心是当代社会最大的危机，也是当代人脆弱、痴苦的主要原因之一。

那么，我们如何才能离苦得乐？如何才能健康、快乐、智慧？我们又须敬畏什么、信仰什么？孔子说“仁者寿”，“君子有三畏：畏天命，畏大人，畏圣人之言”。当代一位智者说：“中华优秀的传统文化是中华民族永远不能离别的精神家园。”

每次反思后我们都会发现，要想离苦得乐，要想既健康又快乐、智慧，我们可以仰赖的只有中华民族所独有的、传承不衰的文化。这种以易道为主干的阴阳中和、儒道佛互补的中华文化是中华民族生生不息的不竭动力，是中国人民团结奋进的精神纽带，是中华儿女自古及今、自幼及老的精神食粮，是中华民族屹立千万年而不倒的精神支柱。

我经常问成功的企业家朋友：生命的意义在哪里？养生的根本在哪里？学国学有什么用？在人生遇到科学解决不了的困惑时，我们该怎么办？答案其实很简单。这时我们可以在国学里面寻找智慧、寻找答案、寻找力量。所以，学国学就是为了幸福地生活，就是为了健康、快乐、智慧地生活。合到一起，仍然是养生，是生生之道。

如何达到这个目标?

第一就是要修心开智。修什么心？分而言之，就是要修天地之心、民族之心、企业之心、个人之心。天地之心就是天道、天理，民族之心就是民族之魂、民族之精神，企业之心就是企业文化，个人之心就是每一个人的价值观、精神信仰。

第二就是要祖法儒、道、释、医等诸家智慧，保养精、气、神三宝，祛病延年，幸福快乐地生活。

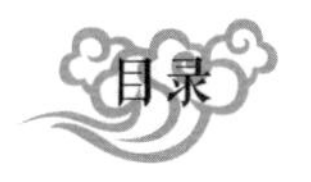
目录

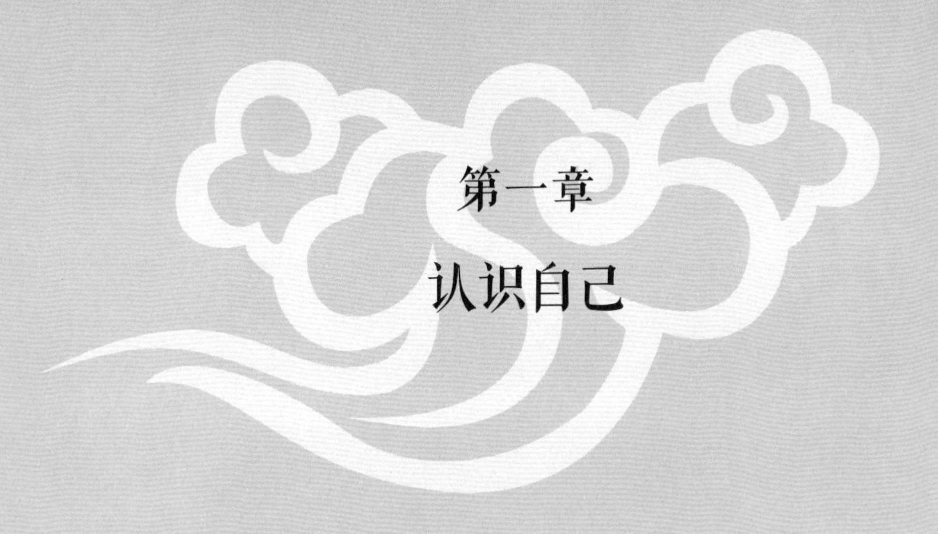

第一章
认识自己

"认识你自己"，这是镌刻在德尔菲神庙上的箴言。

认识自己，让我们先从认识自己的身体开始吧。

生命的蜕变过程是怎样的？

你是什么体质？

养生的概念古已有之。养生包括两方面的含义，一是延长生命的长度，二是提高生命的质量。健康、长寿是人们梦寐以求的目标。大自然中日月经天的现象，启发人们师法自然、回归自然，以使生命永在。这种期望虽然难以实现，但自古以来追求长寿者却大有人在。

那人到底能活多久呢？对这个问题，古今中外，众说纷纭。

中国的先贤们一般认为，人的自然寿命在 100 到 120 岁之间。比如：《礼记》中把 100 岁称为"期颐"；汉代哲学家王充提出，"百岁之寿，盖人年之正数也"；魏晋时期著名养生家、"竹林七贤"之一的嵇康认为，上寿可以达到 120 岁。

现代科学对人的自然寿命的认识尽管不完全相同，但也以"120 岁"之说为主。

第一种说法是美国学者海尔·福利在 1961 年提出来的。他根据实验发现，动物的胚胎细胞在生长过程中分裂的次数是有规律的，到一定的阶段，细胞就会衰老和死亡。海尔·福利将胎儿的细胞放在培养液中一次又一次地分裂，一次又一次地繁殖，分裂到50代的时候，细胞就死亡了。他在大量实验数据的基础上提出，可以根据细胞分裂的次数和周期来推算人的寿命。细胞分裂的周期是2.4年，细胞分裂的次数是50次，照这样计算，人的寿命就是120岁。

第二种说法是科学家按照哺乳类动物的寿命和其生长期的关系推算出来的。哺乳类动物的寿命应该是其生长期的5～7倍。人的生长期是25岁，所以人的自然寿命应该是125～175岁。也有人说，人的生长期是20～25岁，按照这种说法，人的自然寿命就应该是100～175岁。

第三种说法是按照哺乳类动物性成熟期推算出来的。根据生物学的规律，动物的最长寿命相当于其性成熟期的8～10倍。人类的性成熟期是13～15岁，所以人的自然寿命就应该是110～150岁。

虽然中外科学家对人的寿限的说法有分歧，但人至少能活100岁是肯定的。那为什么在生活中活到100岁的老人并不多见呢？我们怎样才能活得更健康、更长久呢？首先，让我们来认识一下自己吧。

下面我们先从生命的周期讲起。

生命的蜕变

中国的汉字是非常了不起的：从汉字就可以了解中国人对宇宙、对自然、对生命的认识。我们来看这个“生”字。上面是一棵“草”，草长在大地上，是往上生长的意思。《说文解字》说：“生，进也，象草木生出土上。”《周易》说：

> 天地之大德曰生。
> 生生之谓易。

早在2000多年以前，我们的古圣先贤就发现了人体一生的生命周期。西方科学家只是发现体力、情绪和智力的节律周期，《黄帝内经》则发现了人一生五脏气血的盛衰和肾气盛衰以及生命力、生殖力盛衰的周期。

关于生命周期，《黄帝内经》提出两种观点，一种是以“10岁”为周期的，一种是以“7岁”（女）和“8岁”（男）为周期的。从表面上看，它们好像不统一，有矛盾，实际上，它们是从不同角度来区分人生的阶段：

从五脏六腑气血的盛衰观察出来的人的生命周期——10岁。

从肾气和天癸的盛衰观察出来的人的生命周期——女子7岁、男子8岁。

10岁生命周期

10岁时，人的五脏（心、肝、脾、肺、肾）之气已经稳定。血气、血脉都畅通了，气血流动了，这个“流动”的气主要活动在人体的下部，所以10岁的小孩子喜欢“走”。这个“走”不是现代汉语中“走”的意思，而是“小跑”的意思。

20岁时，是人生第二个阶段，血气开始强盛，肌肉长得结实了，这个阶段的人好“趋”。“趋”是“快步走”的意思，比“小跑”要慢一些。从10岁的“小跑”到20岁的“快步走”，可以看出生理及精、气、神的变化。

30岁时，“五脏大定”，五脏之气更加稳定，肌肉也更坚实，血脉也盛满了，所以这个阶段的人好“步”。“步”就是“行走”的意思，比“趋”更慢一些。

40岁时，五脏六腑十二经脉都更加强健。到了极点，所以就开始衰微了。这时，人的皮肤开始松弛，脸部的光泽开始减退，头发也变得斑白了。虽然这个阶段的人走路还比较平稳，还没到摇晃的地步，但已经好“坐”，不喜欢走动了。这表明人体开始衰老了。

从“小跑”到“快步走”，然后到普通的“行走”，直至喜欢“坐”，这是一个慢慢衰老的过程。

到40岁的时候，人开始有了衰老的迹象，但这只是外在的衰老。而从50岁开始，人真正从五脏开始（内在）衰老了。

50岁时，五脏就开始衰老了。先是肝气衰落，肝液变薄了；接着，胆汁的分泌也慢慢减少了；另外，眼睛跟肝脏是有关系的，肝开窍于目，因而，眼睛开始看不清楚了。

60 岁时，心气开始衰落，心气不足了，心里开始经常担忧、悲伤，血气也变得松懈、外散，人就好“卧”了。因为血气不足，所以人就喜欢“躺着”。

70 岁时，脾气开始衰落，皮肤变得干枯、萎黄了。

80 岁时，肺气开始衰落，魄开始离散了。因为肺是藏魄的，所以 80 岁的人经常会说错话。

90 岁时，肾气就衰竭了，五脏的经脉都空虚了。

到 100 岁时，五脏气血全都虚弱了，虽然看上去形体还在，但实际上神气已经离去。

以“10 年”为一个生命周期，是以五脏气血的盛衰来划分的。

从动作上看，10 岁的时候是“小跑”，后来是“快步走”，然后是一般的“行走”，接着喜欢“坐”，到最后喜欢“躺着”了。

50 岁以后，人体进入衰老期，心、肝、脾、肺、肾功能依次衰退，这个顺序刚好是五行相生的顺序。

人的五脏六腑功能的衰退过程不但与五行有非常密切的关系，而且反映了天人合一的生长和衰退的周期规律，真的非常有意思。它不但是生命过程的写照，还体现了中国哲学的博大精深。

先祖们早就发现，万物都是从下往上长的，《周易》六十四卦也是从下往上长的。《黄帝内经》说，人 50 岁以前的成长也是从下往上的，气血由下往上，表现为小跑、快步走、行走、好坐、好卧。50 岁以后，人体又按照五行相生的次序逐渐衰老的。

女子 7 岁、男子 8 岁生命周期

《黄帝内经》认为，在人体五脏中，肾为水，为先天之本，是生命的基础。“天癸”就是先天从肾精中产生的，是肾气充足到一定程度的

产物，是具有生殖能力的一种物质。这种物质像四面八方的水一样，聚集在中央，表示水的充盈、精气的旺盛。有了“天癸”，人就可以生孩子了。

先说女子，女子是以“7 岁”为周期的。

“一七”，7 岁时，肾气开始旺盛，开始换牙齿，头发开始生长。

“二七”，14 岁时，因为有“天癸”了，这个时候开始就能生孩子了。天癸一般是在 14 岁时出现的。好多人以为月经就是天癸，这当然不对。月经只是“天癸至”的一种表现，它本身不是天癸。天癸是一种主宰生殖能力的物质，而月经是排泄掉的废血。这个时候“月事以时下”，月经按时而下，每个月都要来。此时，“任脉通”。任脉是人体正中、正前方的一条经脉。后背正中的经脉叫督脉。这个“任”字，通“女”字旁的“妊”字。任脉主宰怀孕。“太冲脉盛”。有一条脉叫太冲脉，这条脉很重要，它是“十二经脉之海”。太冲脉从少腹内起于肾下，出于气街，进入胞中，即进入女子的子宫、男子的精室；沿着大腿内侧的根部出来，然后往上行，到上面和肾脉合在一起，往上走；经过肚脐两旁，上到胸部就发散开来，散开以后还继续往上行，可以绕到嘴唇。这其中，气上行到胸部的时候，女子的第二性征就开始凸显，乳房隆起；气继续往上行，绕嘴唇一周，男子的胡子就开始长出来。所以男女性征都跟太冲脉的盛衰有关系。太冲脉与肾气有一段相连，所以它也主管人的生殖。女子一般到了 14 岁，太冲脉旺盛，就能生孩子，所以“二七”这个阶段很重要。

“三七”，21 岁时，肾气平衡了，平稳了。因此“真牙生而长极”。这个“真牙”就是俗称的“智齿”。智齿长出来，表明生长已到了极点，女子快要长到头了。

“四七”，28 岁时，女子的筋骨强健了。《黄帝内经》说，肝主筋，肾主骨，是说肝气和肾气达到强盛状态了。另外，这种强盛还表现为头发长到了极点。这时身体最强壮。

“五七”，35 岁时，“阳明脉衰”。足阳明是胃经，手阳明是大肠经，这两条经脉循行于手和脚的外侧，汇聚于头面部。这里是指胃和大肠的精气开始衰竭，面容变得憔悴，头发开始掉落。这里又提到了头发。头发是什么呢？头发是“血之余”。头发的盛衰是血气盛衰的表现。头发跟肾脏有关系，头发掉落，表示肾气开始衰落。

“六七”，42 岁时，头面部的三阳脉（包括手三阳和足三阳）都开始衰薇，面色枯槁，头发花白了。

“七七”，49 岁时，任脉开始虚弱，太冲脉也衰微了。这时候有一点很重要，就是不能生孩子了。为什么呢？因为“天癸”没有了。所以，49 岁在女子来说就是绝经期、更年期，就开始衰老了。

再看男子，男子是以“8 岁”为周期的。

“一八”，8 岁时，肾气开始充实，“发长齿更”，头发茂盛，牙齿更换。

“二八”，16 岁时，“天癸”——也就是主宰男子生殖能力的基本物质开始出现了。遗精是男子“天癸至”的一种表现。如果阴阳调和，男女和合，这时就能生孩子了。

“三八”，24 岁时，肾气平和、均衡，智齿开始长出来，身高也达到极限了。

“四八”，32 岁时，筋骨强健，也就是肝肾功能强盛。同时，肌肉也强壮了。生命力达到极点，接下来就要衰落了。

“五八”，40 岁时，肾气开始衰落，头发开始脱落了。

“六八”，48 岁时，头面部的三阳脉开始衰微，脸色枯焦，头发变得花白。有一句老话：“花不花，四十八。”意思就是，人到 48 岁时会变成“老花眼”。如果这时候眼睛还没有花，一般以后也就不会再花了。

“七八”，56 岁时，肝气衰微，筋脉迟缓，行动不便，天癸开始衰竭。主管生殖的精气不充足，肾脏功能减退，形体各部分都出现衰竭现象。对于男子来说，56 岁是一个坎儿，因为“天癸”开始枯竭了。

“八八”，64 岁时，牙齿、头发都脱落了。天癸彻底尽了，也就没有了生殖能力。

天癸绝了以后还能不能生孩子？有的男性超过 64 岁还具有生育能力，这是什么原因呢？

> 此虽有子，男不过尽八八，女不过尽七七，而天地之精气皆竭矣。

虽然有子，再怎么长，男子也不会超过“八八”，女子也不会超过“七七”，因为这个时候天地的精气都绝了，也就是男女的天癸都绝了。但这不是绝对的。即使男子超过 64 岁、女子超过 49 岁，形态衰老了，但如果养生得法、养生有道，精气神还在、天癸还没有绝，也照样可以有生殖能力。

女子、男子分别以“7 岁”“8 岁”为周期，是根据肾气的盛衰和天癸来决定的。可能有的人会说，我怎么不是 14 岁开始来月经的？我怎么不是 16 岁开始遗精的？的确，每个人的情况在时间上不一定与上述周期完全吻合，但基本上是这样，相差无几。

人体内在结构

人体内在是一种什么结构呢？中医上讲，人体内有五脏六腑，外有十二经脉以及奇经八脉，即经络，等等。我们中国人把人体看成天地，所以有一句话叫作“人身小宇宙，宇宙大人身”，这完全是一种天人合一的观点。

五脏

心——“君主之官”

五脏中，心脏居于最高位。岐伯说心是“君主之官”。心就是“君主”，就是居于最高位的“皇帝”。

心主神明，主血脉。

为什么说心就是“君主”呢？因为心掌管人体中最重要的东西——“神明”，也就是精神意识、思维活动。

“人身三宝”精、气、神，其中的“神”就是由心来主管的。神在“人身三宝”中是最重要的，神可以主宰精和气。当然，五脏都有神，但心神是老大，所处位置最高。这是心的第一大功能。

心的第二大功能是主管血脉。人的血和经脉，都是由心来主导的。从解剖学上可以看到，心就像一个泵，把血送到全身各处。另外，大家注意一下就会发现，脉搏跳动的频率和心脏跳动的频率也基本是一致的。

心的这两大功能决定了它在人体五脏中是最重要的。

肝——“将军之官”

肝脏被岐伯比喻为一个国家的将军，即“将军之官”。在一个国家里，将军主管军队，是力量的象征。因此，肝脏在人体里也是主管力量的。

肝主疏泄，主藏血，主筋膜。

肝脏的生理特征和功能归纳起来主要有三个方面：

第一，主疏泄。疏泄，即传输、疏通、发泄。因为肝脏属木，对应春天，主生发。它把人体内部的气机生发、疏泄出来，使气机畅通无阻。气机如果得不到疏泄，就称作“气闭”，就会引起很多病理变化，譬如出现水肿、瘀血、闭经等。气机不畅还会引起其他很多毛病。肝有疏泄气机的功能。如果肝气郁结，就要用疏肝理气的药物来治疗。

此外，肝还有疏泄情志的功能。只要是人，就会有七情六欲、七情五志，也就是喜、怒、哀、乐这些情绪。它们的抒发也依靠肝的功能。

现代人最容易犯的一种“病”就是郁闷。以前见面打招呼都说：“你吃了吗？”现在好多人一见面，就会开玩笑地问：“你郁闷了吗？”郁闷就是因为肝气没有疏泄出来。情志积压过多，一旦宣泄出来，最明显的表现就是“愤怒”。所以说，肝主怒。

同时，肝还疏泄“水谷精微”，就是吃进去的食物变成营养物质后，肝把它们传输到全身。

所以，肝主疏泄，包括疏泄气机、情志、水谷精微这三个方面。

第二，藏血。中医认为，心脏主血，肝脏藏血。肝是储藏血液的一个仓库，是调节外周循环血量的血库。因此，肝血不护养好的话，人的精气就会不足。因为从广义上说，“精”就包括了血。

第三，主筋膜。筋膜是联络关节、肌肉而主司运动的组织。筋膜坚韧刚劲，对关节、肌肉等运动器官会有约束和保护作用。筋膜正常的屈伸运动，需要肝血的濡养。肝血充足则筋力劲强。肢体的筋和膜得到充分的濡养，肢体关节才能运动灵活，强健有力。否则，筋的活动能力就会减退，筋力疲惫就会屈伸困难。肝体阴而用阳，所以筋的功能与肝阴肝血的关系尤为密切。年老体衰的人，因为肝血衰少，筋膜失其所养，所以动作迟钝、运动失灵。许多筋的病变都与肝的功能有关。如果肝血不足、血不养筋，或者热邪炽盛烧伤了肝的阴血，就会引起肝风内动，导致肢体麻木、屈伸不利、筋脉拘急，严重者会出现四肢抽搐、手足震颤、牙关紧闭、角弓反张等症状。

肺——“相傅之官”

肺在人体中相当于一个国家的宰相。宰相，一人之下，万人之上，地位很高。宰相是处理国家各种事务的，起治理调节的作用。我们的肺同样也起治理调节的作用。

肺主气，主肃降，主皮毛。

肺的第一大功能是主气，主全身之气。肺不仅是呼吸器官，它还可以把呼吸之气转化为全身的一种正气、清气而舒布到全身。《黄帝内经》说“肺朝百脉”，主“治节”。百脉都朝向肺，因此肺居皇帝之下、众臣之上，它是通过气来调节治理全身的。

肺的第二大功能是主肃降。肺居西边，对应秋天。秋风扫落叶，落叶簌簌而下。所以肺在人体当中起肃降的作用。肃降什么？肃降人的气机。肺把人的气机肃降到全身，也可以把人体内的体液肃降和宣发到全身各处。肺的肃降功能跟它的宣发功能是结合在一起的，所以它又能通调水道。比如，中医在治疗有些症状为小便不通的疾病时，会考虑到肺。

肺的第三大功能是主皮毛。人全身表皮都有毛孔。毛孔又叫气门，是气出入的地方，直接由肺来主管。当然，呼吸主要通过鼻子，所以肺又开窍于鼻。

脾——“仓廪之官”

五脏中的脾脏是居中的。岐伯说，脾是“仓廪之官”，也就是管仓库的。

脾主运化，主升清，主统血，主肌肉。

脾的第一大功能是运化。脾可以运化水液，运化食物，把吃进去的食物、水液运化成水谷精微物质并输送给其他脏器，起到“传输官”的作用，相当于“后勤部长”。脾的这种传输作用对生命来说是非常重要的，中医把它称为“后天之本”。先天的根本在于肾，后天的根本是脾。

脾的第二大功能是升清。脾消化食入的粮食，把其中的精华通过脾的“升清”作用送到心肺而传输到全身，糟粕则排出。而跟脾相对应的是胃，脾和胃是互为表里的，脾是主升的，胃是主降的，两者共同起着运化升清、降浊的作用。如果升清的功能减弱了，那脾气就会往下降，导致胃脏下垂，甚至脱肛。

脾的第三大功能是统血。肝藏血，心主血，而脾则统血。血和这三脏的关系最为密切。脾在中间起统领的作用。如果脾统血的功能不足，就会导致诸如血崩、血漏或尿血等疾病发生。

脾的第四大功能是主肌肉。肌肉是归脾来主管的，肌肉的营养是从脾的运化吸收而来的。一般而言，如果一个人脾气健运、营养充足，他就会肌肉丰盈。而如果一个人脾有病，消化吸收功能有障碍，他往往就会逐渐消瘦。

肾——“作强之官”

五脏中最后一个是肾脏。其实，肾脏也可以排在第一位。为什么呢？因为肾是先天的根本。但在身体上，它是居于最下位的，在下方。

《黄帝内经》说肾脏是“作强之官”。“作强”是什么意思？各家有各家的说法。我认为“作强”可能跟工匠有关系。肾的“官职”是主管技巧及发明创造的。各种技巧、发明创造都是从这里面出来的。工匠是创造器物的，肾脏是创造生命的，所以肾脏就好比一个创造生命的工匠，它具有创造力，是生命的原动力。

肾藏精，主纳气，主骨生髓。

肾的第一大功能是藏精。精分为先天之精、后天之精。肾主要是藏先天之精的。精是什么？精是维持生命最基本的物质。这种物质基本上呈液态。所以说，精为水，肾精又叫肾水。肾还主管一个人的生殖之精，是主生殖能力的。肾气的强弱可以决定一个人生殖能力的强弱，所以养肾是养生的根本。同时，肾是主水的，各种液体的东西都储藏于肾，由肾来升发、运载。

肾的第二大功能是纳气，就是接收气。气从口鼻吸入到肺，所以肺主气。肺主的是呼气，肾主的是纳气。肺所接收的气最后都要下达到肾。

肾的第三大功能是主骨生髓。肾主管骨头的生长，生的是髓。在《黄帝内经》中，髓主要有三种：脑髓、骨髓、脊髓。肾还主管牙齿。牙齿也是一种骨头，《黄帝内经》有一句话“齿者，骨之所终也”。中医认为“齿为骨之余”。如果牙齿早早掉落，那就是肾虚了。脑髓不足、骨髓不足都因为肾精不足、肾气不足，所以养肾是非常重要的。

六腑

六腑是胆、胃、小肠、大肠、膀胱、三焦的总称。腑，原作“府”，原本指收藏文书和货物的地方。六腑之“府”，是与五脏之“藏”相对而言的。这说明六腑的共同生理功能是受纳腐熟水谷、传化精微、排泄糟粕。五脏的功能是“藏”，以藏精气为主。五脏能储藏人体生命活动所必需的各种精微物质，如气、血、精、津等。具体地说，就是“心藏脉”，“肺藏气”，“脾藏营”，“肝藏血”，“肾藏精”。五脏是藏而不泻，六腑是泻而不藏。六腑的主要功能是“传”，是传而不藏，就是传化水谷、传化饮食物。《黄帝内经》说：

> 六腑者，传化物而不藏，故实而不能满也。

六腑一定要保持通畅，水谷在体内不能久留。所以，六腑一定是“以通为用”，“以降为顺”。

六腑好比我国古代伟大的水利灌溉工程都江堰。都江堰这座大型水利工程建造于公元前 3 世纪，是战国时期秦国蜀郡太守李冰及其子率众修建的，是全世界迄今为止年代最久、唯一留存、以无坝引水为特征的宏大水利工程，至今仍发挥着巨大的效益，造福于人民。都江堰水利工程最重要的特征就是“通”。它充分利用当地地理条件，根据江河出山口处特殊的地形、水脉，乘势利导，无坝引水，自流灌溉，使堤防、分水、泄洪、排沙、控流相互依存，充分发挥了防洪、灌溉、水运和社会用水综合效益。试想一下，如果都江堰不是用“通”而是用“堵”的原理造出来的，那能留存到今天吗？世界上那些采用堵的方法建造起来的水利工程有哪一座能留存千年？

六腑共同的生理特点是“传化物而不藏”，具体地说就是，胃腐熟水谷、主降浊，胆疏泄胆汁，小肠泌别清浊，三焦通调水道，等等。

要使六腑的出纳、消化、传输等主要功能正常，就必须保持其通畅无阻。后人从大量的临床实践中总结出“六腑以通为用”的理论，对六腑病症的治疗具有指导意义。

六腑养生最重要的方法就是保持其通畅。六腑如果通了，泻而不藏，人就健康了；如果不能泻而不藏，势必导致水谷与糟粕的停滞或积聚，那就有病了。所以，治六腑病最重要的方法是“通”。

六腑以通为用，六腑是相互连接的，每个腑都必须保持“实而不满”的特性。只有及时排空其内容物，才能保持其通畅。六腑功能正常，与脏腑互相作用，能使机体处于“阴平阳秘”的健康状态。

比如，我们要保持大小便通畅，尤其中老年人，千万不要憋尿、憋大便。许多中老年人便秘，这是很痛苦的，也很危险。怎样解除？方法很多。每日早起空腹喝一碗或两碗热紫菜汤，对便秘有显著疗效，加少许醋，效果更好。喝奶蜜葱汁，或者生吃红萝卜、白萝卜、胡萝卜也可以治便秘。吃红薯、大枣，喝荷叶茶，也可以治便秘。

五脏六腑的养生实际上是一个综合的效应，不是只养某一脏，其他脏腑都不管，而是都要养护好。

经络

人体除了五脏六腑之外，还有没有其他结构呢？中医讲了，还有一个东西特别特别重要，叫经络。古人认为，生命的维持靠的是一种无时不有、无处不在但却看不见、摸不着的东西，这种东西，中国人把它叫作“气”，而传递“气”的通道，就叫作“经络”。

可以说，经络是中华民族的第一大发现，可对经络的争议也特别大。随着科学的发展，人们试图用现代科学的手段，比如声、光、电、磁等，找出这个经络究竟是什么东西。有人说经络就是血管，有人说经络就是肌肉，有人说经络就是结缔组织，还有人说经络就是外周神经，等等。还有人提出新的假说，说经络就是第三平衡态，是一种特殊的结构。但遗憾的是，这些解释都不尽如人意。究竟有没有经络，就成为一个千古之谜。朝鲜有一个叫金凤汉的人，说他发现了经络，并命名为“凤汉小管”。结果科学界一检验，发现这是骗人的。金凤汉无地自容，自杀了。寻找经络，成为科学界一个非常重要、非常热门的项目。那么究竟有没有经络呢？因为各种实验都失败了，所以好多人都说根本就没有经络。

可是我们中医，包括道教等，都发现经络是存在的。为什么说它是存在的呢？经络敏感的人，在某个穴位上给他扎一针，他就会觉得里面有一种气感，比如麻胀。还有的人，在合谷穴上给他扎一针之后，他就觉得有一种气在沿着手臂外侧往上走，这个气走的路线就叫作经络。所以经络就是气血的通道。血的通道当然是血管。还有气的通道吗？有。比如练气功的，他练了之后就能感觉到气巡行的路线。人体的的确确存在着经络现象。比如有的人得了带状疱疹，疱疹就沿着特定的位置走，就是带脉，那就是经络的走向。还有，比如治疗牙疼，右边牙疼，在左边的合谷穴上给他扎一针，他就不疼了。这种治疗效果证明经络是存在的。所以明代伟大的医学家李时珍说，经络是“内景隧道，惟反观者能照察之”，意思是说，人往里看、往里求才能体会到有一种路线、一种道路，才能感觉到经络的存在。相反，用外求的方法难以解释经络的存在。

那么经络到底是什么呢？我的基本观点是：经络就是生命活力的一种体现，人一有了生命就有了经络。人死之后经络就没有了。所以经络不是某一个组织、某一个器官，而是这些东西的组合，经络的作用是它们作用的综合。那人身上究竟有多少经络呢？实际上，人全身都布满了经络。

据《黄帝内经》记载，人体有经脉和络脉，经脉有十二经脉、奇经八脉，络脉有十五别络和不计其数的孙络、浮络，此外还有十二经别、十二经筋、十二皮部等等。人体有一个纵横交错的经络网。十二经脉是最重要的经络，这个大家都听说过。十二经脉指十二正经，手三阴三阳六条，足三阴三阳六条，手太阴肺经、手厥阴心包经、手少阴心经、手阳明大肠经、手少阳三焦经、手太阳小肠经，足太阴脾经、足厥阴肝经、足少阴肾经、足阳明胃经、足太阳膀胱经、足少阳胆经。

十二经脉的循环是从手太阴肺经开始的，再到手阳明大肠经、足阳明胃经、足太阴脾经、手少阴心经、手太阳小肠经、足太阳膀胱经、足太阴肾经、手厥阴心包经、手少阳三焦经、足少阳胆经，至足厥阴肝经止，周而复始，循环不息，并且每一条经脉都有特定的腧穴。具体的巡行路线是：手上的三根阴经从腹部胸部开始往手臂的内侧走，手上的三根阳经从手臂的外侧往上走，走到头面部。足的三根阳经基本上从外侧走，膀胱经从后面走。足的三根阴经从内侧走。走到哪里呢？走到腹部胸部，跟手上的三根阴经接在一起。就是这样的巡行路线。三条阴经不是一起走，而是一条一条地走。比如，手太阴肺经走了之后，接着就是背面的一条阳经走。因为肺和大肠相表里，所以手太阴肺经接着手阳明大肠经，是这么一种巡行的路线。

十二经脉的主要作用是联络脏腑、肢体和运行气血、濡养全身。《黄帝内经·灵枢·经脉》说：

> 经脉者，所以能决死生，处百病，调虚实，不可不通。

十二经脉对于维持人体生命活动、治疗各种疾病、调整机体虚实，具有极为重要的意义。

实际上，最早的经脉不是十二条，而是十一条。马王堆汉墓出土的帛书有两种是专论经络的，就是《足臂十一脉灸经》和《阴阳十一脉灸经》(甲本、乙本)。这两种比《黄帝内经・灵枢・经脉》要早的灸经所记载的经脉都只有十一条，而不是十二条。

除了马王堆帛书的这两种灸经外，张家山简书《脉书》以及《黄帝内经》一些篇章所记载的经脉数也都为十一条，即五条阴脉和六条阳脉。《黄帝内经・灵枢・经脉》比马王堆帛书多出一条手厥阴心包经。实际上，《阴阳十一脉灸经》中的“臂少阴脉”基本上就是指《黄帝内经・灵枢・经脉》中的“手厥阴脉”。《黄帝内经・灵枢・经脉》之所以区分出“手厥阴脉”，并对手三阴脉进行完整的命名，主要是从功能出发的，是《周易》阴阳对称的“象数符号模型”运用于经络产生的结果。

另外，还有称作“奇经”的八条经脉，叫“奇经八脉”。奇经的经脉不直接与脏腑相连，无表里相配，所以称“奇经”，包括任脉、督脉、冲脉、带脉、阴维脉、阳维脉、阴跷脉、阳跷脉。奇经八脉的作用主要是加强经脉之间的联系，调节十二经气血。

任脉具有调节全身阴经经气的作用，是“阴脉之海”。督脉总督一身之阳经，具有调节全身阳经经气的作用，为“阳脉之海”。督脉在《庄子・养生主》中就有记载：“缘督以为经，可以保身，可以全生，可以养亲，可以尽年。”这里的“缘督”之“督”，指的就是督脉。督脉起于胞中，下出会阴，向后行走于腰背正中，沿着脊柱上行，一直到头顶的风府穴，进入脑内，然后又回出，上至头顶，沿头部正中线，经过头顶、额部、鼻部、上唇，到唇系带处。冲脉具有涵蓄十二经气血的作用，为“十二经脉之海”。

《黄帝内经・灵枢・本脏》记载“经脉者，所以行血气而营阴阳，濡筋骨、利关节者也”，是说经脉具有运行气血、调节阴阳、濡养周身、抗御外邪、保卫机体的作用。

认识自己的体质

人要了解自己，必须先了解自己的体质。你知道自己是什么体质吗？你的体质和别人一样吗？其实，每个人的体质都是有差异的。

对于人的体质分类、性格分类、气质分类、人格分类，古往今来，人类都在不断地进行探索。古希腊的希波克拉底按体液的不同将人分为四种：胆汁质、多血质、黏液质、忧郁质。后来，巴甫洛夫按照神经类型将人分为兴奋型（胆汁质）、活泼型（多血质）、安静型（黏液质）、脆弱型（忧郁质）四类。也有人按照血型将人分为A型、B型、O型、AB型四类，等等。

《黄帝内经》则是按照阴阳五行对人进行分类的。具体如下：

《黄帝内经》体质分类

按阴阳五行分类

《黄帝内经·灵枢·阴阳二十五人》根据人的体形、性格特征、对季节的适应能力等将人的体质分为木、火、土、金、水五大类型。每一种类型再比类古代乐谱，分角、徵、宫、商、羽五小型，共二十五型。本分类法强调把对季节的适应能力作为体质分类的依据之一。这种分类揭示了人体的不同生理特征，从而提高了人体疾病防治措施的针对性。

按阴阳太少分类

这是根据人体的阴阳多少，并结合体态、性格特征进行分类的。《黄帝内经·灵枢·通天》认为，人体阴阳有阴盛、多阴少阳、多阳少阴、阳盛、阴阳平和之分，从而把人分为太阴、少阴、太阳、少阳、阴阳平和五类。这种分类与巴甫洛夫根据高级神经类型进行的分类颇有相似之处。

太阳和少阳是什么意思呢？太阳就是阳多一些，少阳就是阳少一些。同样，太阴就是阴性的程度更强一些，少阴就是阴性的程度稍微弱一些。体质的差异缘于个人的先天禀赋有强有弱，平时的饮食习惯各不相同，生活的地理环境有很大差异，生活的境遇也很不相同。比如，有的人穷，有的人富，有的人家庭和谐，有的人家庭不和谐，这些都会对体质产生影响。

偏阳体质的人有四个特点：一是偏热，二是偏燥，三是偏动，四是偏于亢奋。在这四点中，偏热是最主要的。如果一个人在正常情况下身体总是内热、内火重，那么他肯定就是偏阳体质的。

偏热即体温较正常值偏高。这种人怕热，喜欢喝冷水。还有一点就是，身体比较干燥，皮肤水泽度不够。动作上，这种人偏于动，比较外向好动。

偏阳的人阳盛了，阴往往就不够，所以这种人易患阳亢的热性病，比如大便干燥、长疖子、上火、头晕、失眠、心悸、心慌，等等。

综上所述，偏阳体质是指具有偏热、多动等特性的体质。偏阳体质的人平时畏热、喜冷，或体温略偏高，动则易出汗，喜饮水；面色多略偏红或微苍黑，或呈油性皮肤；精力旺盛，动作敏捷，反应快，性欲旺盛。

偏阳体质的人，多见形体偏瘦，但较结实。性格外向，喜动，易急躁，自制力较差；食量较大，消化吸收功能健旺。偏阳体质的人对风、暑、热邪的易感性较强，受邪发病后多表现为热证、实证，并化燥、伤阴。皮肤易长疖疮。内伤为病多见火旺、阳亢或兼阴虚之证，容易发生眩晕、头痛、心悸、失眠以及出血等病症。这类体质的人阳气偏亢，多动少静，有耗阴之热，兼之操劳过度、思虑不节、纵欲失精，则必将加速阴伤，容易发展演化为临床常见的阳亢、阴虚、痰火等病症。

再看偏阴体质的人，其主要特征也有四点：一是偏寒，二是偏湿，三是偏静，四是偏低沉。

偏寒就是体温较正常值稍低，怕冷。这是偏阴体质最主要的一个特征。如果一个人在正常情况下身体总是内寒外冷，他肯定就是偏阴体质的人。这种人湿气较重，从皮肤上来看，偏湿，到冬天容易生冻疮。在言谈举止及性格表现上，这种人偏于安静，不好动。这种人容易患寒证、虚证。

总的来说，偏阴体质是指具有偏寒、多静等特性的体质。具有这种体质的人，平时畏寒、喜热，或体温偏低，面色偏白而欠华，精力偏弱，动作迟缓，反应较慢。多见形体偏胖但较弱，容易疲劳；性格内向，喜静少动，或胆小易惊；食量较小，消化吸收功能一般。

偏阴体质者对寒、湿之邪的易感性较强，受邪后多从寒化，表证不发热或发热不高，容易传里或直中内脏。冬天易生冻疮。内伤杂病多见阴盛、阳虚之证。容易发生湿滞、水肿、痰饮、瘀血等病症。具有这种体质的人，阳气偏弱，易致阳气不足，脏腑功能偏弱，水湿内生，容易发展为临床常见的阳虚、痰湿、痰饮等病症。

在做自我判断的时候要注意，并不是每一个人每一条都能符合。很多人发现，自己有几条符合，有几条又不符合，这就需要抓主要矛盾，要注意在自身所有的表现中，是偏热较多还是偏寒较多，这一点是最重要的。

如果你实在区分不了是偏阴还是偏阳，发现两种体质的表现自己好像都有，又好像都没有，那我要恭喜你，你可能就是阴阳平和的体质了。

阴阳平和的体质是功能较协调的体质。具有这种体质的人，身体强壮，胖瘦适度，或虽胖而不臃滞，虽瘦而有精神，其面色与全身肤色虽有五色之偏，但都明润含蓄，目光有神，性格随和、开朗，食量适中，二便调畅，自身调节和对外适应能力都强。

阴阳平和体质的人，不易感受外邪，很少生病，即使生病，也往往能自愈或易于治愈。其精力充沛，工作潜力大，夜眠安稳，休息效率高。如果后天调养得宜，没有暴力外伤或慢性病患，这种体质一般不易改变，这种体质的人往往长寿。

现代临床体质分类

近年来，不少医家在总结前人经验的基础上，从临床角度提出体质分型，这种分型以身型脉证为主要指标，对临床辨证、遣方、摄生防病有重要的参考价值。现简单归纳如下：

阳盛质：凡强壮、声高气粗、好动的人，均属于阳盛体质。此类人平素喜凉怕热，神旺气粗，口渴喜冷饮，尿黄便结，病则易发高热，脉洪数有力，舌红苔薄黄。这种人不易患病，一经患病，多为急性病、暴发病。故饮食方面宜多用滋阴、清淡之品。运动量也要大一些，让体内积蓄的阳气尽快散发出去。若条件许可，可以每天进行凉泉、温泉水浴。

阴虚质：这类人形多瘦小，面色多偏红或有颧红，常有灼热感，手足心热，口咽干燥，多喜饮冷，唇红微干，冬寒易过，夏热难受，舌红少苔或无苔，脉细弦或数。本体质之人可长期服用首乌延寿丹，本药不滋腻、不寒凉、不刺激、不蛮补，服后食欲增进、精神轻松愉快。

瘀血质：平素面色晦滞，口唇色暗，肌肤甲错，常有出血倾向，皮肤局部有瘀斑，或身体某部刺痛，固定不移，或有包块，推之不动，舌有瘀斑或瘀点，脉细涩或结代。此类体质，重在保障气血畅通，因此，要常常加强体育锻炼。饮食上应多吃些活血养血的食品。治疗上应活血祛瘀，并配以补气行气。

痰湿质：平素身体肥胖，或嗜食肥甘，嗜睡恶动，口中黏腻，食量较大，多汗，既畏热又怕冷，适应能力差。病则胸脘痞闷，咳喘痰多；或恶心呕吐，大便溏泄；或四肢浮肿，按之凹陷，小便不利或浑浊；或身头重困，关节疼痛，肌肤麻木不仁；或妇女白带过多，苔多腻，常见灰黑，或舌面罩一层黏液，脉濡或滑。此类人宜多参加体育运动，让疏松的皮肉变得致密结实。药物方面，当用温药调补。饮食上，勿过饱，忌肥甘厚味。

气郁质：此类人形体消瘦或偏胖，面色萎黄或苍暗，平素性情急躁易怒，容易激动，或忧郁寡欢，胸闷不舒，时欲太息。病则胸胁胀痛或窜痛；或乳房小腹胀痛，月经不调，痛经；或咽中梗阻，如有异物；或气上冲逆，头痛眩晕；或腹痛肠鸣，大便泄利不爽，舌淡红苔白，脉弦。这类人相当于现代所称的抑郁型或抑郁质。药物治疗，以疏肝理气为主。平时应常去旅游，使心情愉快，从而排除多愁善感的抑郁状态。应多听一些轻松、明快、激昂的音乐，以调节情绪。饮食上，可适当喝一点酒。

第二章

人之三宝：精、气、神

习惯的，不一定是对的；对的习惯，才是养生的。

会吃，不等于会养生；会养生一定会吃，还要会其他的。

长寿并不是最重要的，健康、快乐、智慧地长寿才是最重要的，才是养生的目的。

大家都知道这么一句老话：“人身三宝：精、气、神。”我们平常也经常提到“精、气、神”。

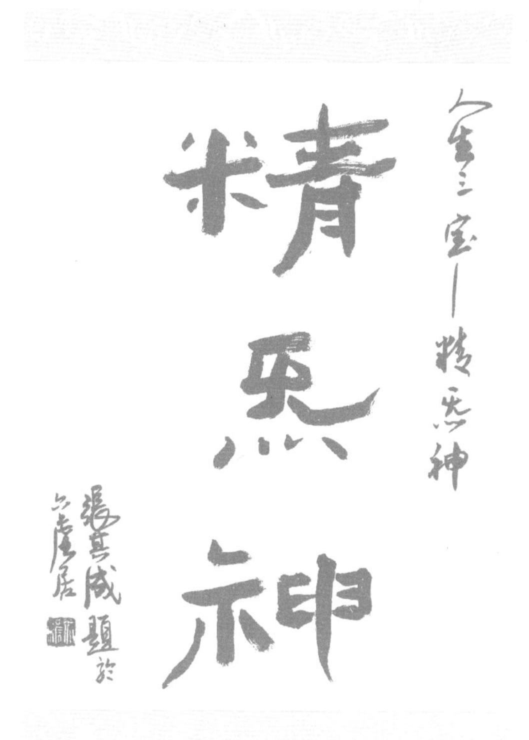

中国人认为，精是维持生命的基本物质，气是维持生命的物质能量，神是生命的主宰和生命活力的体现。精、气、神三者密不可分，“精”足了“气”就旺，“气”旺了“神”也就旺了，它们互相影响、互相滋生。

生命三大要素

精、气、神是维持人生命的三大要素。这种说法始于道家，后来医家也这么说，最终成为中国人对生命要素的典型说法。从本质上来说，中国所有的养生活动都是在养精、养气、养神。

“精”是生命的基础

什么是“精”？我们先看一看“精”这个字。它是“米”字旁加一个“青”字，“青”代表读音，“米”代表意义，表明“精”代表一种米。什么米呢？它最早的意思是指一种精细的米，对应的词是“粗”。那么在人体上，这个“精”指什么呢？就是指非常精微的、维持人生命活力的一种基本物质。它不仅包括血液和精液这样的东西，还包括我们吃进去的粮食。有一个词语“水谷精微”，就是说，我们吃的粮食和喝的水里都有一种营养成分，这也可以叫作“精”。所以这个“精”是广义的。狭义的“精”，是指维持人的最基本活力的一种物质，主管生殖和人的生长发育，我们把它叫作“肾精”。“肾精”就是中医所讲的五脏中肾脏所藏的“精”。我们重点来讲这个狭义的“精”。

中医以及道家都认为，“精”是最重要也最基本的一件法宝。人一生下来“精”就开始旺，婴儿阶段是精气足的阶段。随着身体的生长发育，精气也开始生长，到女子 14 岁、男子 16 岁的时候，精气非常充盈之后就带来一个东西，叫作“天癸”，有了这个物质就可以生育了。随着年龄的增大，到女子 49 岁、男子 64 岁时，天癸基本就尽了。中医还说，一般人到 50 岁左右，肾气就开始衰退了，五脏之气也就跟着衰退了，衰退的最大表现就是肾精衰少了。

所以古人特别重视养精。可以说，养精是养生的基础。

“气”是生命的能量

“气”是什么呢？我们先看甲骨文“气”的写法。它实际上就像三横，代表的是空中的云气、雾气、露气，就是外在的那些气体。后来这个字的下面又写了个“火”字，再后来又写了个“米”字。“气”字下面带个“米”字，说明“气”和“精”一样，也是一种物质。可是，它们还有一点区别：“精”基本上偏向于液体，而“气”呢，当然就是气体。

“气”在人身上是非常重要的。在《黄帝内经》中，“气”字就出现了三千多次，而中国人说话几乎都离不开一个“气”字。有一句话叫“人活一口气”。一个人高兴了叫“喜气洋洋”，发怒了叫“怒气冲天”，很健康叫“神气十足”，如果死了呢，那就叫“断气”了。庄子就说过，“通天下一气耳”，就是说，天地之间包括万事万物，当然也包括人，就是一个“气”字，除了“气”就没别的了。“气”是生命的一种能量，也是一种物质，还是一种功能，所以有人说，“气”是物质、信息、能量三位一体。当然，它更偏向于能量。在“精、气、神”里，“气”实际上起到中介的作用。就是说，练了“精”可以化成“气”，练了“气”可以化成“神”，“气”就是一座桥梁，“精”里面有

“气”，“神”里面也有“气”。

中医认为，气有五大作用：

第一是推动。也就是说，人的血液、精液等是由气来推动的，没有气，生命活动就会静止。

第二是温煦。有了气，人体就温暖了。

第三是防御。气可以抵御外在的邪气。

第四是濡养，也就是营养。有一种气叫“营气”，在血管里面，可以营养血液。

第五是气化。气可以变化，精变成气，气变成神。血跟气之间也是可以变化的，“气为血之帅，血为气之母”，意思是说，气是血的统帅，血又是气的载体，像母亲一样。

中医讲的气主要有六大类。

第一类叫“元气”。它是生命的一种原动力，主要藏于肾。它是先天之气，所以又叫“真气”，是由父母的精气相合而成的。这种气是维持生命的最基本物质，也是一种能量。

第二类叫“宗气”。它由后天之气相合而成。后天之气包括呼吸之气和水谷之气，也就是我们呼吸的自然界的清气，再加上吃进去的那些营养成分。宗气主要聚居在膻中穴，也就是两乳之间。因为这个地方是藏气的，所以膻中穴又叫“气海”。

第三类叫“营气”。它主要流动在血管中，起到营养的作用。

第四类叫“卫气”。它流动在血管以外，抵御外邪，保卫人的机体，相当于站岗放哨的。

第五类叫“脏腑之气”。中医讲的五脏六腑，不是从形体上来说的，而是从功能上来说的，实际上是讲五脏六腑的功能，就是五脏之气，有心气、肺气、脾气、肝气、肾气。脏腑之气，又分阴气和阳气，比如肾气，有肾阴、肾阳。

第六类叫“经络之气”，经络就是气的通道。

所以，中医实际上离不开一个“气”字。

养气是养生的关键。古代有一种吐纳之法，也叫调气、行气、食气等，主要是锻炼呼吸的。古人认为，通过吐纳锻炼，可以吸纳天地之精气。1973年出土的长沙马王堆帛书中有一部书叫《却谷食气》，专讲养生，介绍了食气的具体方法。后世道教也有“食气者神明而寿”的说法，认为练习吐纳之法，可以延年益寿。

“神”是生命的主宰

什么叫作“神”？我们先看一看“神”这个字。它是“示”字旁加一个“申请”的“申”字，“申”字既表示读音，又表示意思。这个“申”字就表示雷电，中间那一竖如果一弯一钩，就是一个“电”字，所以“申”最早是指打雷闪电。它快速而迅猛，体现了力量和速度。那人体上这个神是什么呢？它是指人体的一种活力，是主宰人的一种最基本的东西。广义的“神”指代的范围很广，狭义的“神”是指人的精神意识和思维活动，即通常所说的精神，是中医所说的神、魂、魄、意、志五种神志的综合反映。

人修炼锻炼，就古代传下来的这些方法而言，与其说是气功，还不如说是神功，因为气都是由这个神来统领的。这种精神的、意识的东西，按照中医的说法，主要是藏于心的，即心藏神。“心神”一词就是这么来的。心是主神明的，也就是说，心是主意识思维活动的。所以从某种意义上说，养神就是调心。

精、气、神三者是有机联系、相辅相成的。当然，养精、养气、养神三者也是不可分离的。总而言之，养精是基础，养气是关键，养神是统领。养生的目的其实就是要达到精满、气足、神旺的境界。

活得健康，活得快乐，活得智慧

如果我问大家养生的目的是什么，我想大多数人会说是想健康、长寿。我们为什么想健康、长寿呢？健康、长寿是为了快乐地生活。所以，养生首先是为了获得健康，其次是为了获得快乐。那么养生还有没有别的目的呢？养生应该还有第三个目的，那就是增长智慧。应该没有人希望自己健康快乐但浑浑噩噩地活着。所以，养生其实有三个目的，第一是获得健康，第二是获得快乐，第三是增长智慧。

养生的目的明确之后，我要再问大家一个问题："生"到底要怎么"养"呢？很多人一提起养生就觉得养生等于中医，或者一提到中医就觉得中医等于养生，这两种看法都是不全面的。其实，中国的传统文化，从某种意义上来说都是在讲养生，都是在讲追求一种健康的人生、智慧的人生、快乐的人生，所以我把养生分为四大流派：儒家、道家、佛家、医家。中医只是养生的一个流派。

养生并不仅仅为了不生病，为了延年益寿，而且也为了获得快乐、幸福，为了提高生命质量。在养生中，人们在寻找身体的健康，也在寻找生活的幸福，还在寻找心灵的安宁。

以上我们说的是中华文化对养生的理解，而且我们的这种理解带有普世意义。世界卫生组织曾经对健康的定义进行过多次修改。一开始，世界卫生组织认为，健康就是身体健康，也就是所谓生理上的健康；后来发现光是身体健康还不够，所以又加上了心理健康；后来又发现，身体、心理健康还不够，有的人虽然身心健康，但不能适应社会，所以又加上了第三大要素——社会健康，就是说，社会适应能力良好；再后来发现，身体健康、心理健康和社会适应能力良好还不够，又增加了道德健康。所以现在世界卫生组织给健康的定义包括四大要素：身体、心理、社会和道德。

养生其实并不高深，养生就是培养一种健康的生活习惯！如果你想“年轻的时候用身体健康换钱，年老的时候用钱换身体健康”，那你就要小心了。真能用钱换来身体健康吗？我想这是不太可能的。

每一个人，无论年老还是年少，都应该好好关注自己的生命，因为生命至重，生命至贵。我们应该怎么做？《黄帝内经》的养生之道其实就是八个字：

> 法于阴阳，和于术数。

人为什么会生病？《黄帝内经》的解释是：有病就是阴阳不和。中医怎么治病？《黄帝内经》的解释是：治病就是要调和阴阳。如何养生呢？《黄帝内经》的解释是：养生就是“法于阴阳，和于术数”，同样是调和阴阳。

精气神养生的全部玄机都藏在太极图中

如果养生就是调和阴阳，那么阴阳又是什么东西呢？简单地说，阴和阳都蕴涵在一张太极图里面。按照我们中国传统科技的观念，一张太极图足以说明整个人体生命的全部玄机。

“太极”这个词是《周易·系辞传》提出来的，而在先秦诸子典籍中，仅见于《庄子·大宗师》一篇。《大宗师》这么说：“在太极之先而不为高，在六极之下而不为深。”

“太极”范畴在中国哲学史上意义十分重大。《周易·系辞传》说：“是故《易》有太极，是生两仪，两仪生四象，四象生八卦。八卦定吉凶，吉凶生大业。”这里的“太极”原本是指卦象的源头，指奇偶两画或大衍之数未分的状态。但在这个序列中，太极是两仪、四象、八卦的源头，八卦又是指称万事万物的，因此，太极又可看成万事万物的源头。后世正是在本体论意义上运用“太极”范畴的。

后世对太极有各种解释，如汉代刘歆《三统历谱》说：“太极元气，函三为一。”唐代孔颖达《周易正义》说：“太极谓天地未分之前，元气混而为一。”太极是宇宙最初浑然一体的元气，是阴阳二气混合未分的状态。而太极图是用图画的方式表现万事万物的对立统一的，据说，这个图是五代至宋初的道士陈抟传出的，原本叫《无极图》。史书上记载，陈抟曾将这张太极图传给他的学生种放，种放又将之传给穆修，后来穆修将太极图传给周敦颐，而周敦颐参悟这张太极图，写了一篇精悍的学术论文《太极图说》来对太极图加以解释。现存最早的太极图，根据我考证，应该是出于张行成之手。

这张太极图太高明了，我们整个世界都可以被包含在里面，人体生命的精、气、神也都能被包含在其中。太极图总的指导思想就是阴阳和谐，阴多了就自然会慢慢减少，阳就会慢慢长出来，然后阳开始占上风，阴就再慢慢长出来，如此周而复始地维持着动态平衡。生命就是一张太极图，生命中的精、气、神也需要维持着阴阳和合，然后才能健康长寿，快乐智慧。

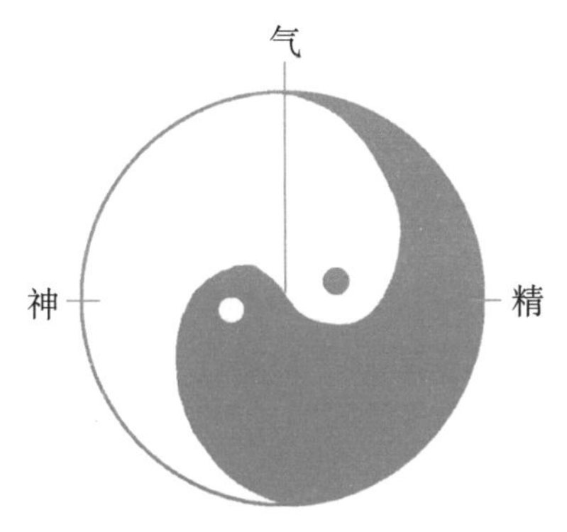

白鱼为神，黑鱼为精，介乎二者之间为气

现在学界比较公认的观点是：中国传统文化由儒、道、佛三家为主构成，而一张太极图就涵盖了这三家。太极黑白双鱼图中的那条白鱼就是儒家，黑鱼则是道家，黑白双鱼图的外部的那个圆圈则是佛家。

在人体而言，黑鱼代表着精，白鱼代表着神，中间的那条“S”曲线是沟通精和神的桥梁，所以它代表的是气。养生的问题、阴阳调和的问题全集中体现在这一张图里。

《黄帝内经·素问》第一篇《上古天真论》记载了黄帝对于生命的第一个问题：

> 余闻上古之人，春秋皆度百岁，而动作不衰。今时之人，年半百而动作皆衰者，时世异耶？人将失之耶？

在黄帝的时代，人们已经开始探求古今健康长寿重大差异的原因了。他们思考：导致这种差异，是天道的原因，还是人道的原因？

《黄帝内经》认为，人的天年，也就是正常寿命，是120岁。用现代科学方法统计，人的正常寿命等于人体细胞分裂的次数乘以细胞分裂的周期。人体细胞分裂的次数是50次，细胞分裂的周期为2.4年，50乘以2.4正好等于120，和《黄帝内经》中说的人的天然的寿命——天年120岁一致。

黄帝登上天子之位后，他最关心的问题就是如何治理天下。治理天下最关键的问题就是民生问题，而民生问题中最大的问题就是医疗卫生问题。黄帝通过观察，发现一个现象：他那个时代的人到四五十岁时就“动作皆衰”了。所以，黄帝就问天师岐伯。岐伯是黄帝手下一个掌管医药的大臣，黄帝称他“天师”，可想而知，黄帝对这个岐伯是非常崇敬的，认为岐伯是上天派给他的老师。黄帝说“余闻上古之人，春秋皆度百岁，而动作不衰”，而今天我们身边的这些人连半百都不到啊，就一个个“动作皆衰”。上古的人都能够度过100岁动作还很灵活，而现在的人，刚50岁动作就不灵活了，这是什么原因呢？“时世异耶？人将失之耶？”是时代不同了，还是养生之道失传了呢？

岐伯回答说：

> 上古之人，其知道者，法于阴阳，和于术数，食饮有节，起居有常，不妄作劳，故能形与神俱，而尽终其天年，度百岁乃去。今时之人不然也，以酒为浆，以妄为常，醉以入房，以欲竭其精，以

耗散其真，不知持满，不时御神，务快其心，逆于生乐，起居无节，故半百而衰也。

上古之人之所以能够活过100岁而动作仍灵活自如是因为他们掌握了养生之道。那么上古之人的养生之道是什么呢？8个字：法于阴阳，和于术数。法于阴阳，和于术数，就是效法阴阳的变化规律，与术数相吻合、相和谐。如果再简单点，我们还可以把它归纳成4个字：阴阳中和。阴阳中和就是阴阳和谐。这就是养生的总原则。

中医把人分为五态，中国中医科学院的薛崇成教授、杨秋莉教授把它整理成五态人格理论。五态人格里就有一种类型是阴阳平和之人。这种类型的人心态平和，谦虚从容，与世无争，待人接物不卑不亢。这种类型的人格是古代医家最为推崇的。这种类型的人一般身体强壮，胖瘦适度，面色与全身肤色都明润含蓄，目光有神，性格开朗、随和，食量适中，二便通调，舌红润，脉象缓匀有神，夜眠安和，精力充沛，反应灵活，思维敏捷，工作潜力大，自身调节和对外适应能力都强，不易感受外邪，很少生病，即使病了，康复得也快，有时不用吃药自己就好了。如果后天调养得宜，也没有受到什么暴力外伤，没患上慢性疾病，不沾染上不良生活习惯，这种体质一般不易改变，这种类型的人一般都会很长寿。

阴阳的概念源自古代中国人的自然观。古人观察到自然界中各种互相对立又彼此联系的自然现象，如天地、日月、昼夜、寒暑、男女、上下等，就以哲学的思想方式，归纳出“阴阳”的概念。春秋时代的《易传》以及老子的《道德经》都提到了阴阳。阴阳理论已经渗透到中国传统文化的方方面面，包括宗教、哲学、历法、中医、书法、建筑、堪舆、占卜等。

《黄帝内经》是一本医学书，也是一本养生书，所以里面既有治病的道理，也有养生的道理。而且更重要的一点在于，从《黄帝内经》

乃至整个中医学来看，天底下的道理都是相通的，不管是治病还是养生，总体思路都是差不多的，我们首先都要明白阴阳，明白五行。

《黄帝内经·素问·阴阳应象大论》是一篇专门讲阴阳的文章，这篇文章中说：

> 阴阳者，天地之道也，万物之纲纪，变化之父母，生杀之本始，神明之府也，治病必求于本。故积阳为天，积阴为地。阴静阳躁，阳生阴长，阳杀阴藏。阳化气，阴成形。寒极生热，热极生寒。寒气生浊，热气生清。清气在下，则生飧泄；浊气在上，则生䐜胀，此阴阳反作，病之逆从也。

《周易·系辞上》也说："一阴一阳之谓道。"也就是说，天地之道统领万物。无论什么样的东西、什么样的事情，再怎么复杂，只要把阴阳一分清就都清楚了。阴阳是"变化之父母"，抓住了阴阳，就掌握了变化的源头；阴阳是"生杀之本始"，使人生，使人死。所以《黄帝内经·素问·生气通天论》说"阴平阳秘，精神乃治；阴阳离决，精气乃绝"。阴阳调和就会活，阴阳分离就会死，生杀的本始是从阴阳开始的。

阴阳是我们的神明所藏的地方。阴魄阳魂，治病必求于本，这个根本也就是生之本，也就是阴阳。

"积阳为天，积阴为地"，"天"是阳气积累而成，"地"是阴气积累而成。

"阴静阳躁，阳生阴长"，"躁"就是动。《易经》认为，"阳"是主生的，"阴"是主长的。当然，阴阳不是分离的，不是从中间一刀两断的。

"阳杀阴藏"，阳主杀，阴主藏。阳性的东西起主导作用；阴是主收藏的，是配合的，是被动的。

“阳化气，阴成形。寒极生热，热极生寒。”对应太极图来看，寒极生热在太极图的什么地方呢？最下面，寒到极点，就是最下面，阳马上就来了，这条半径全是黑的，所以白的就来了，寒到极点就生热了；热到极点，就是最上面，阴马上就来了，热到极点就生寒了。

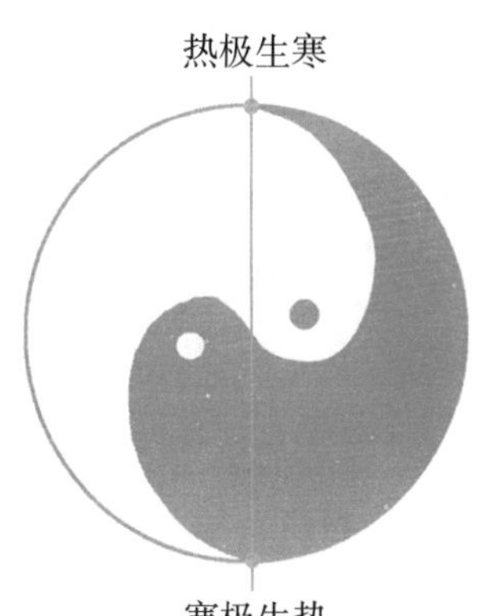

“寒气生浊，热气生清”，就是说，一个人体内有了寒气，寒气往下降，体内就有浊气了。比如腹泻，常常是因人胃肠被寒气所伤。心、肝、脾、肺、肾，肾在下面，太极图中最下方黑色的地方在五脏就对应着肾。肾阳虚，有寒气，所以往往生浊。“热气生清”，热气是往上走的。比如头晕目眩，还总做梦，说明体内有热。《黄帝内经》里面记载，有的人总是梦到自己在空中飞，在空中飘，那叫心火上炎，说明体内有热。心、肝、脾、肺、肾，心在上面，太极图中最上方白色的地方在五脏就对应着心。

“清气在下，则生飧泄”，清气本来应该往上走，现在往下走了，就变成飧泄了。“飧”的意思是完谷不化，也就是吃下去的粮食不消化，怎么吃下去的，再怎么照样拉出来。

我们之所以会生病是因为阴阳失去了平衡，如果阴平阳秘就没有病，而且还长寿。那么养生是干什么呢？养生其实就是要“从阴阳”，也就是顺从阴阳四时，这就是得道。

“逆之则灾害生，从之则疴疾不起，是谓得道”，“得道”了就不会生病。所以，虽然养生不是治病，但是养生可以让人不得病。

精气神是《黄帝内经》养生的核心

养生是一个系统工程，那么养生到底要养的是什么东西？以儒、道、佛、医这四家为主的中国传统文化，都强调养生就是要养人的“三宝”，简单地说就三个字：精、气、神。这才是养生最重要的三大要素：养精、养气、养神。

中医非常重视精、气、神。《黄帝内经·灵枢·本脏》说：

人之血气精神者，所以奉生而周于性命者也。

这一段经文是说，人体的血气精神，是奉养形体并且周遍全身维护生命的根本物质。

《黄帝内经·灵枢·本神》说：

是故五脏主藏精者也，不可伤，伤则失守而阴虚；阴虚则无气，无气则死矣。

从这一段经文可以看出精、气、神三者之间的关系：

五脏藏精，“精”是“神”居住的房子，有“精”才能有“神”，所以“积精”才可以“全神”。“精”伤了，“神”就没地方住了，也就是失去了大本营、根据地。这是“精”与“神”的关系，也就是“精”为体，“神”为用。

“精”不但是“神”居住的房子，还是“气”之母。《黄帝内经·素问·阴阳应象大论》说：“精化为气。”也就是说，有“精”才有“气”。如果“精”虚，那就没有“气”了。人要是没有“气”的话，就会没命，就会死。同时，“气”能生“精”，“气”可以充实转化为“精”，没有“气”的动力，“精”就没办法生出来。

总之，“精”是人体生命活动的基础，“气”是人体生命活动的动力，“神”是人体生命活动的体现。精脱者死，气脱者死，失神者亦死，这三者的盛衰存亡，都关系到人的生死。由此可见，精、气、神之间的关系非常密切，是一个不可分割的整体。

“精、气、神”三者，是人体生命盛衰存亡的关键所在，人只要精足、气充、神全，自然能够祛病延年。

那么，精、气、神究竟是什么？究竟应该怎样炼养精、气、神呢？

简单地说，精，是生命的物质，我们人身上带有的物质性的东西都叫作精；气，是生命的能量，是生命的一种功能，我们人身上带有的物质要变成一种功能，要展现出来，这个动力就来源于气；神，是生命的主宰，狭义的神，就是精神。

那么养精、养气、养神，这三者之间又有什么关系呢？养精是养生的基础，养气是养生的一个途径，而养神是养生的关键。精、气、神这三者是不能截然分开的。

在《黄帝内经》中，关于“精气”和“精神”的概念随处可见。

比如：

阴平阳秘，精神乃治，阴阳离决，精气乃绝。

再如：

呼吸精气，独立守神。

这些说明，精、气、神三者有密切的关系，养生要精、气、神三者并重。

在春秋战国甚至更早的时候，我们的古圣先贤就十分重视精、气、神。《周易·系辞传》说："精气为物，游魂为变，是故知鬼神之情状。"说明物体是由精气凝聚而成的，事物的变化是由魂（神）的游散造成的。在《管子》《庄子》等经典中也都使用了"精神""精气"这样的术语。

总而言之，生命有三个要素，那就是精、气、神；养生有三大法宝，那就是养精、养气、养神。一个人的精、气、神最旺盛、最和谐的时候是在婴儿时期，所以，养生就是要向婴儿学习，就是要"复归于婴儿"，就是要恢复到婴儿那样精、气、神充足的状态。

具体地说，我们要怎样养精、怎样养气、怎样养神呢？我们可以找到一个榜样，比如陈抟老祖。

陈抟生活在五代到宋代初年，这个人在历史上非常有名，号"希夷先生"，后来人称他为"睡仙"。他一睡下去就可以睡几个月。别看他睡在那里好像是一种消极的举动，实际上，他是在练功，炼精、气、神，只是我们没有看到。

陈抟老祖留下了32字睡功秘诀："龙归元海，阳潜于阴。人曰蛰龙，我却蛰心。默藏其用，息之深深。白云上卧，世无知音。"就是说，睡觉的时候看上去要像龙一样盘曲环绕。

俗话说："学道不学道，学个狗睡觉。"就是说，练睡功时，要侧着身体，像狗一样曲着身子。

像狗、像龙是一样的：一只手屈臂枕头，另一只手直抚于肚脐眼（丹田），一条腿伸展，另一条腿弯曲，这就是炼形。

练睡功要求先睡心，后睡眼，也就是先收心入静，然后再闭目入睡。先要使心神不外驰，就是不能老想着外面的事情，要把心神收敛起来，这就是炼神。

呼吸要调匀、调细，气息要自然、安定、平和，这就是炼气。

古人"形、气、神""精、气、神"之说互通，所以陈抟老祖的睡功最终要达到的境界就是精、气、神和合凝聚，结成内丹。

由此可见，精、气、神三方面的炼养不是分裂的，而是结合在一起的。古人说的形神合一、精神合一、神气合一、动静合一，都是这个意思。

养生就是养成适合自己的生活方式

世界卫生组织认为，100% 的健康是由四大要素构成的：第一是医疗，但是医疗只占 8%；第二是环境，这个环境包括两个方面，一个是自然环境，另一个是社会环境，环境的因素也只占 17%；第三是遗传，遗传的因素占 15%。前面这三个因素医疗、环境、遗传加起来才占 40%，而占绝大部分的另外 60%，则是由生活方式构成的。养生的重点实际上也就在于这 60%，即生活方式。因此，我给养生下了一个定义：养生就是养成一种适合自己的生活方式。

既然生活方式就能养生，那么生活方式又包括哪些方面呢？

生活方式中肯定有饮食，但绝对不仅仅是饮食。在拙作《黄帝内经养生大道》里，我根据中医的第一经典《黄帝内经》，把养生的生活方式主要归纳为四个方面：第一是饮食，第二是起居，第三是运动，第四是精神。养生要在这四个方面下功夫，缺任何一个方面都不是合格有效的养生。

《黄帝内经·素问·上古天真论》说：

> 上古之人，其知道者，法于阴阳，和于术数，食饮有节，起居有常，不妄作劳，故能形与神俱，而尽终其天年，度百岁乃去。

这句话是养生的总纲。

《黄帝内经》讲“食饮有节”，就是饮食要有节制，有节律；“起居有常”，就是起居要有规律；“不妄作劳”，就是运动不要太过；“形与神俱”，就是形神合一，特别强调的是精神。只有在生活方式的这四个方面都注意养生，把握好这 60% 的因素，然后再结合医疗、环境、遗传这些因素，才可以做到真正有效的养生。

但是，我们也知道，前面提到的有些因素是不可控的。遗传是父母给的，生而有之，我们个人是没有办法控制的。环境包括社会环境和自然环境。虽然从长远来说，环境的改变需要我们每个人的力量，但是个人的力量毕竟是微弱的，所以环境的改变也是我们个人难以控制的。而医疗则要靠医生、技术和制度，也不是普通百姓个人所能控制的。所以我们自己可以主宰、可以控制的，只有生活方式。

现在的疾病，有相当一部分，就是生活方式病。所以，我反复强调：养生就是养成一种适合自己的生活方式，然后把它变成一种生活习惯。

在有形的养生中，必须加入无形的“神”

中国人说“流水不腐，户枢不蠹”，又说“饭后百步走，活到九十九”，这都是老百姓历经千百年总结出来的经验，大家要遵循。不过，我要提出“生命在于动静之间”。《黄帝内经》里说“不妄作劳”，就是说，劳动、运动不要过度，要守常规，要适度，不要太过。当然，也不要不及。

运动方面不能太过，这是我们中国人养生和西方人养生的不同点之一。西方人整体上喜欢做剧烈运动。西方的学者做过一些实证研究，证实锻炼确实对身体健康很有帮助。他们还比较了剧烈运动和温和运动对健康影响的差异。他们把踢足球、打篮球等归入剧烈运动，而把慢跑三四十分钟、散步之类归入温和运动。经过比较他们发现，剧烈运动和温和运动一样，都对健康有利。而且西方学者还发现了一个现象：人们往往容易低估自己的运动能力，比如老年人，比如一些病人，他们往往比自己估计的更有运动能力。

我们中国人传统上更喜欢做一些慢节奏的有氧运动。中国人讲究身体“常欲小劳，但莫大疲”，这也就是华佗所说的“常欲劳动，但不当使极耳”。人体需要小小的劳动，不能一点儿也不运动，一点儿都不动也会伤身。中医说“久卧伤气”，“久坐伤肉”。总躺着就容易伤气，变得没有气力。气归肺主管，总躺着还容易得肺病。总坐着不运动也不好，容易伤肉。肉在中医学里归脾胃管。整天坐着不活动、吃完就坐在那儿看肥皂剧的人，基本上脾胃功能都好不到哪里去。

那么什么运动方式比较“中庸”一点呢？这就是前面我们提到的有氧运动。有氧运动是说运动要保证有三四十分钟到一个小时左右的时间，但是不能练得气喘吁吁、大汗淋漓、上气不接下气的。我提倡一种慢运动，即慢节奏的有氧运动。历史上流传下来的太极拳、八段锦、五禽戏等，都是有氧运动，而且都是慢节奏的。

中国人养生有一个核心概念“形与神俱”，意思就是形神要合一，也就是精、气、神要合一，不能分开。我们中国人的养生之道，无论饮食、起居还是运动，在所有有形的养生里面都必须加上“神”这个无形的东西。中国人的运动是要调气、调神的，不光练形。

我做过一个调研，是跟美国的一位人类学教授一起做的。我们有一次在美国做访谈，访谈了 50 个人。我们问这 50 个人同样的问题：什么叫养生？其中 49 个人的回答都包括了两点，第一点是吃保健品，第二点是锻炼，而且其中大多数人说的锻炼指的都是做剧烈运动。只有 1 个人的回答有点不同，这个人的回答里除了前面的这两点以外，还增加了一点，他说养生还包括精神要好。只有 1 个人这么回答，所以我们就感到很奇怪，为什么这个人要这么回答呢？我们进一步了解，原来这个人是位心理学家。

我们同时在北京和上海两地也做了调研。当我们问这两个城市的老年人“什么叫养生？”这个问题时，他们几乎都这么回答：“养生很简单，养生就是要高兴，不生气。”这就是精神因素，几乎所有的中国老年人都觉得养生应该包括精神因素。

我们再形象一点来说。比如，一个人在跑步机上做运动，他可以一边运动，一边和你聊天，他可以问你："咦，你这个衣服不错，哪里买的？我也去买。"但是，如果他在做中国式的运动，比如打太极拳，他在那里一边气沉丹田、凝神守一，一边还跟人聊天说："哎呀，你这衣服哪里买的啊，这个衣服真好看啊，你这衣服多少钱？我也去买。"可能吗？绝对不可能。这就是形神合一。在中国式的养生里，一切有形的运动都不是最重要的，最重要的是一定要加入"神"。

说完运动，我们再来看一看导引和按摩。

我带过一个博士生，他是专门研究导引的。研究导引就离不开中医那些经络、穴位等。当然，他针灸、按摩都学得很用功，也都学得很好。他教人练习导引，比如教人五禽戏、八段锦之类的运动，同时，他还会介绍一些经络、穴位按摩之类的技术。但是，后来他发现，如果仅仅教这些东西，他自己心里越来越不踏实：导引加经络、穴位按摩真能在任何情况下对任何人都有用吗？于是他来问我怎么看这个问题。我就跟他说：不是我们怎么看，而是老祖宗早就告诉我们怎么看了。我就问他：养生是不是可以和经络按摩画等号？是不是可以和导引画等号？

在庄子看来，导引是一种低级的养生方法，所以庄子是瞧不上导引的。庄子认为，那些修炼导引术的人都属于比较粗浅的人。

庄子说："吹呴呼吸，吐故纳新，熊经鸟伸，为寿而已矣。"意思是说，这个导引术，就是要吹呴，吐掉陈旧的东西，吸入新鲜的东西。还要"熊经鸟伸"。什么意思呢？不是熊在那里"经"，鸟在那里"伸"，而是导引之士在那里像熊一样地"经"，像鸟一样地"伸"。大家想啊，那个熊啊，它会攀爬。这个"经"是做纵向运动。我们人学习熊，也像熊那样做纵向的运动，比如拉单杠。像熊那样吊着，这就叫"熊经"。"鸟伸"是什么呢？鸟，尤其那些凶猛的鸟，比如老鹰之类，它们总是喜欢向后看，伸着脖子向后，这就是"鸟伸"。这些养生方法，在庄子看来，都是为了长寿，所以庄子觉得这根本算不了什么。所以庄子接着说："此导引之士，养形之人，彭祖寿考者之所好也。"这些方法都是"导引之士"，那些只懂得养形的人，比如彭祖之类的长寿的人所喜好的，他们仅仅为了养自己的形体，没什么了不起的，不够高明。

我们再往深里思考一下，"导引"是干什么的呢？

所谓"导"，主要指导气，比如我们气沉丹田，引导着清气缓缓地从上往下走，一直走到下丹田这个位置，这就属于"导"的范畴。

所谓"引"，主要指牵引肢体，比如我们做广播体操，做伸展运动，拉伸身体，这就属于"引"的范畴。

导气和引体不能分开，两者要结合在一起按照一定的路线、一定的套路来进行，这个就需要用到经络、穴位了。所以，导引发展到后来基本上都配合着按摩，既要导真气，也要引肢体，还要按揉穴位、经络。

于是，我们发现，古人锻炼身体的时候，他们不光活动肢体，还要加入精神修炼，告诉我们在做每个动作的时候需要调整到怎样的精神状态。古人行针、艾灸、按摩穴位的时候，一样要加入"神"，需要考虑针灸、按摩时医生和患者分别处于何种状态，若达到一种玄妙的境界，则疗效更佳。

再看看我们现在是怎么做的。现在我们都不像古人那样做了，而是直接找一个地方，按下去揉一揉，然后就寄予厚望——最好一按就灵，包治百病。其实，这还不如"导引之士"的"熊经鸟伸"呢！这样做好不好呢？在庄子看来，"导引之士"的"熊经鸟伸"尚且没什么了不起的，何况现在我们很多人连"熊经鸟伸"做得都不够，还做得不对呢！

《庄子》中的《刻意》篇里说得很清楚，"呼吸吐纳""熊经鸟伸"

这些做法都是“刻意”的做法，层次太低。在庄子看来，最高的养生不是养形，而是养神。

我们不是庄子，没那么高的追求。我们普通人养生还是要一步一个台阶，逐步走向最高境界。我们说生命要经过三个境界，我们必须经过“昨夜西风凋碧树，独上高楼，望尽天涯路”的第一个境界和“衣带渐宽终不悔，为伊消得人憔悴”的第二个境界，最后才能达到“众里寻他千百度，蓦然回首，那人却在灯火阑珊处”的第三个境界。所以，我们还是要先“刻意”一下，还是要来学学导引，学学按摩。不过，现在我们至少清楚了，导引和按摩也是要求形神合一的。

《黄帝内经》告诉我们的精、气、神变化规律

精、气、神养生，三者不能割裂。然而，人在一生中，其精、气、神的状态却是在不断变化着的，因为人的生命要经过一个生、长、壮、老、已的过程。虽然精、气、神在不断变化，但是这个变化过程是有节律可循的。

早在2000多年以前，我们的古圣先贤就发现了人体一生的生命周期。

关于生命周期，《黄帝内经》中有一种说法是以“10岁”为周期，这种周期是从五脏六腑气血的盛衰观察出来的。

《黄帝内经·灵枢·天年》中以10岁为周期将人的一生划分为10个阶段：

10岁时，五脏（心、肝、脾、肺、肾）之气已经稳定了。血气、血脉都畅通了，气血都流动了。这个“流动”之气主要活动在人体的下部，所以10岁的小孩子的特征是喜欢“走”。这个“走”不是现代汉语当中“走”的意思，而是“小跑”的意思。这里说明了小孩子喜欢“小跑”的原因。

20岁时，是人生的第二个阶段，气血开始强盛，肌肉开始长得结

实了。这个阶段的人好“趋”。“趋”是“快步走”的意思，要比“小跑”慢一些。从人在10岁到20岁的动作从“小跑”到“快步走”的转变过程，可以看出人生理的变化，精、气、神的变化。

30岁时，“五脏大定”，五脏之气更加稳定，肌肉更加坚实，血脉也盛满了，所以就好“步”。这个“步”就是“行走”的意思。30岁时，人喜欢“行走”了，这又比“趋”更慢了一些。

40岁时，五脏六腑都更加强盛，到了人生的极点。盛极而衰，所以人就要开始衰老了。这时，人的皮肤开始松弛，脸面的光泽开始减退，头发也开始斑白了。虽然这个阶段走路的时候还比较平稳，还没到摇晃的地步，但人已经好“坐”了，不喜欢走动了。这表示人体开始衰老了。

从“小跑”到“快步走”，然后到普通的“行走”，直至喜欢“坐”，这个过程是一个慢慢衰老的过程。

人到40岁的时候，开始有了衰老的迹象，但这时还只是外在的衰老。从50岁开始，人真正地衰老了，因为从这个时候开始，五脏也渐渐衰老了。

50岁时，五脏就开始衰老了。先是肝气开始衰落，肝液开始薄了。所谓“肝胆相照”，接着，胆汁的分泌也就慢慢地减少了。眼睛跟肝脏是有关系的，肝开窍于目，因而，50岁时人的眼睛就开始看不清楚了。

60岁时，心的功能也开始衰退了。因为心气不足了，所以心里开始经常担忧、悲伤，血气也开始松懈、外散了。血气不足就喜欢躺着，所以人就好“卧”了。

70岁时，脾气开始衰落了，皮肤开始干枯、萎黄了。

80岁时，肺气开始衰落了。因为肺是藏魄的，所以魄开始离散，80岁的人就会经常说错话。

90 岁时，肾气衰竭了，其他四脏的经脉都空虚了。

到 100 岁时，心、肝、脾、肺、肾五脏气血全都衰弱了。虽然这个时候看上去人的形体还在，但实际上人的神气已经离去了。

前面我们已经说过，以“10 年”为周期来描述人体生命，是以五脏气血的盛衰来划分的。从动作上看，人一开始是“小跑”，到后来是“快步走”，然后是一般的“行走”，接着喜欢“坐”，到最后则是喜欢“卧”了。而从五脏六腑功能衰退的顺序上看，肝、心、脾、肺、肾是按顺序衰退的，而这个顺序刚好是五行相生的顺序。

人体生命周期、人体脏腑功能衰退的过程不但与五行有非常密切的关系，而且反映了天人合一的生长和衰退的周期规律，它不但是生命过程的写照，还体现了古代中国哲学博大精深的含义。我们的先祖们早就发现，地球上的事物都是从下往上长的，不但《易经》六十四卦都是从下往上长的，《黄帝内经》说，人 50 岁以前的成长也是从下往上长的，气血由下向上逐次盛壮，表现为“小跑”“快步走”“行走”“坐”“卧”。而 50 岁以后，人体的衰老又是按照五行相生的次序逐渐衰老的。

不管精、气、神养生怎么养，都要遵循生物节律。此外，一年四季中、一天十二个时辰里，人体精、气、神的盛衰状况也都是不一样的，养生需要顺应这些变化。换句话说就是，精、气、神养生，还要做到起居有常。广义的起居，就是指日常生活，包括衣食住行，也就包括了吃，所以我们不讲广义的起居。狭义的起居，就是指起床和睡觉，具体地说，就是指睡眠，这个在养生学上非常有意义。古人认为，养生有两大要务，第一就是食，第二就是眠。

那么，一个人怎么来起居呢？什么时候起、什么时候睡呢？很简单，就是“法于阴阳”地起床和睡觉。

十二时辰时间对照表

子时	夜半	23:00 — 01:00
丑时	鸡鸣	01:00 — 03:00
寅时	平旦	03:00 — 05:00
卯时	日出	05:00 — 07:00
辰时	食时	07:00 — 09:00
巳时	隅中	09:00 — 11:00
午时	日中	11:00 — 13:00
未时	日昳	13:00 — 15:00
申时	晡时	15:00 — 17:00
酉时	日入	17:00 — 19:00
戌时	黄昏	19:00 — 21:00
亥时	人定	21:00 — 23:00

“法于阴阳”就是效法阴阳的变化规律，这样做就是起居有常。在一天当中，阳气最盛的时候是午时，也就是中午 11 点到下午 1 点；阴气最盛的时候是子时，也就是晚上 11 点到次日凌晨 1 点；阴阳各半的时候，上午、下午各有一个时辰，上午是卯时（也就是早上 5 点到 7 点），下午是酉时（也就是下午 5 点到 7 点）。子、午、卯、酉这四个时辰，是一天当中阴阳变化的 4 个节点。我们“法于阴阳，和于术数”，就要在这 4 个节点上多下功夫。很简单，既然子时阴气最盛，那么我们这个时候就要深度睡眠。也就是说，亥时（晚上 9 点到 11 点的这个时辰）我们就要入睡，这样到子时我们才能深度睡眠。

按照中医的说法，人的气血在不同的时辰、不同的经脉中的盛衰程度是不一样的。不是说在不同的时辰里气血走不同的经脉，而是说所有经脉都有气血在走，但是时辰不同，气血在不同的经脉里运行的盛衰是不一样的。每一个时辰里都有一条经脉是走得最旺盛的，中医把这条经脉叫作“当令”经脉。也就是说，有一条经脉是来“值班”的。

子时胆经走得最旺，丑时肝经走得最旺，卯时大肠经走得最旺。关于人体气血在十二个时辰里在经络中运行的规律有一个口诀：

> 肺寅大卯胃辰宫，脾巳心午小未中；申膀酉肾心包戌，亥焦子胆丑肝通。

要是还不太清楚，我这里有一个表。

十二时辰与经脉、穴位对照表

十二时辰	子	丑	寅	卯	辰	巳	午	未	申	酉	戌	亥
十二经脉	胆	肝	肺	大肠	胃	脾	心	小肠	膀胱	肾	心包	三焦
手足六经	足少阳	足厥阴	手太阴	手阳明	足阳明	足太阴	手少阴	手太阳	足太阳	足少阴	手厥阴	手少阳
重点穴位	阳陵泉	太冲	列缺	合谷	足三里	三阴交	极泉	小海	委中	涌泉	劳宫	内关、外关

卯时大肠经“当令”。因为这个时候是大肠排毒的时候，所以要起来排大便。

午时阳气最旺。这个时候是人活动最积极的时候，也是人的情绪最高涨的时候，还是人的气血运行最旺盛的时候，所以这个时候，人容易犯心脑血管疾病。医学研究表明，在6点到12点之间，是人心脑血管疾病的高发期、危险期。所以午时要安神，要让神平稳下来，方法就是小睡。古人一直讲，要睡子午觉，子时跟午时都要睡觉。子时的睡眠要深度睡眠，而午时的睡眠时间要短一点。

卯时和酉时，就好比春天和秋天。卯时是上午的5点到7点，酉时是下午的5点到7点。这两个时辰的养生与春秋养生是一致的。这两个时辰一般适合锻炼、练功。

卯时和酉时，阴阳一半对一半，所以在这两个时辰里，可以做一些运动，以做“动功”为主。而子时和午时，这两个时辰刚好是阴阳交接的时候，就不要做剧烈运动了，要以做“静功”为主，或者干脆就睡觉。养生要求睡子午觉。睡子午觉也叫练子午功。有的人说他睡不着。睡不着没关系，睡不着可以练静功。从某种意义上说，练静功是一种更高级的、更积极的睡眠。

完全按照阴阳的规律去做就叫“法于阴阳”。一定要注意，不是今天这么做，明天就可以不这么做了，而是要起居有常，也就是有规律。

《黄帝内经》精、气、神养生的四个层次

精、气、神养生从来都是不可分割的，从来都是一体的，正像在一个人身上，不可能把他的精、气、神分开一样。一旦精、气、神分开，这个人就死了，就只剩下形的部分，神和气就全部都没有了。因此，《黄帝内经》里说养生的时候，也都是把精、气、神放在一起说的。比如《黄帝内经·素问·上古天真论》里把养生分成四个层次，每一个层次都是精、气、神一起说的。

第一个层次是真人。

> 上古有真人者，提挈天地，把握阴阳，呼吸精气，独立守神，肌肉若一，故能寿敝天地，无有终时，此其道生。

这是养生的最高层次。这个层次跟道家讲的那个"真人"完全一样。这第一种人根本不需要吃后天的水谷精微。《庄子·逍遥游》里说藐姑射山有一个神人，也就是真人，他"肌肤若冰雪，绰约若处子，不食五谷，吸风饮露"。这个真人的肌肤像冰雪一样晶莹剔透、没有杂质，他不吃五谷杂粮，不吃水谷精微，而是吸风饮露，也就是"呼吸精气，独立守神"。守着神，神气没变，所以他的寿命能和天地一样，

没有终老的时候。这第一种人就是道的一种化身。这个真人，他能够掌握宇宙天地阴阳的变化，他就是天地阴阳的化身。这是最高层次，估计我们普通人很难达到。

第二个层次是至人。

> 中古之时，有至人者，淳德全道，和于阴阳，调于四时，去世离俗，积精全神，游行天地之间，视听八达之外，此盖益其寿命而强者也，亦归于真人。

这第二种人也可以看成真人，第二等的真人。这种人的“德”是最淳厚的，他的“道”是最完备的，他不违背阴阳大道，能和于阴阳，调于四时，离开世俗，不与世俗同流合污，能够把精和神积聚在一起，能够“游行天地之间，视听八达之外”，也就是心胸开阔。这种人肯定寿命长，而且身体健壮。

第三个层次是圣人。

> 其次有圣人者，处天地之和，从八风之理，适嗜欲于世俗之间，无恚嗔之心，行不欲离于世，被服章，举不欲观于俗，外不劳形于事，内无思想之患，以恬愉为务，以自得为功，形体不敝，精神不散，亦可以百数。

这第三种人处在天地之间，“从八风之理”（“八风”一般来讲就是四面八方的来风，但佛家另有解释。佛家认为“八风”就是八种欲望，也就是利、衰、毁、誉、称、讥、苦、乐），比较世俗化一些，他在世俗之间能够调适自己的欲望。这种人不生气不发怒，他的行为不离开世俗，他不会到深山老林、名山大川里去修炼，而是穿着和大家一样的衣服，融于世俗。这种人对世俗欲望不愿意去看，不同流合污，但是还处在世间，外不为俗事所缠绕，内也不思前想后，没有各种欲望导致的烦恼，所以心情愉快，自我满足，身体不衰坏，精神也不会消散。如果能做到这样的话，可以活到 100 岁。

第四个层次是贤人。

> 其次有贤人者，法则天地，象似日月，辨列星辰，逆从阴阳，分别四时，将从上古合同于道，亦可使益寿而有极时。

第四个层次是贤人，他能够效法天地日月的变化。我们大家基本上都属于这第四种人，所以一定要“法于阴阳，和于术数”，要辨别天文地理，顺从阴阳，分别四时的变化，顺从上古之人，跟道相会同，不违背阴阳大道。这种人也可以增加寿命，“而有极时”。这里说的“将从上古”，是说我们世俗中的人，一定要“取法夫上，然后得之于下”。我们取法一定要高，立意要高，要跟最上等的人学习，然后能够得到的肯定比他低一点。如果我们跟最下面的人学习，跟第四个层次的人学习，那我们得到的就会比第四个层次的人更低。

每一位长寿老人都具备的东西——天真

养精、养气、养神的具体的窍门对每个人来说，可能都不太一样，甚至大相径庭。但有一点是相同的：每一位长寿老人都必须具备一样东西——天真。《黄帝内经》中说，上古之人，都能“度百岁，而动作不衰”，但是现在能活到100岁的却很少。这是什么原因呢？很简单，现在的人大都没有保持住天真。

《史记》第一篇《五帝本纪》开头几句话就是“昔在黄帝，生而神灵，弱而能言，幼而徇齐，长而敦敏，成而登天”。《黄帝内经》也说：

> 昔在黄帝，生而神灵，弱而能言，幼而徇齐，长而敦敏，成而登天。乃问于天师曰：余闻上古之人，春秋皆度百岁，而动作不衰；今时之人，年半百而动作皆衰者，时世异耶？人将失之耶？

黄帝一生下来就跟一般人不一样，很神灵，也很神奇。他刚生下来还很柔弱的时候就能够说话；他幼小的时候做事情就非常迅速、果断，“徇齐”就是“迅疾”；长大之后，他非常敦厚，非常敏捷；成人之后，他就登上了天子之位。

黄帝生下来就有神灵。这不仅仅是传说，这说的也不仅仅是我们的祖先，而且也是在说我们现在所有的人。我们每一个人都是“生而神灵，弱而能言，幼而徇齐”。

大家想一想，小孩子刚生下来的时候是怎样一种状态？小孩子都是哭着来到这个世界的，都是手握着拳头来到这个世界的，这就叫“生而神灵”。

为什么叫“生而神灵”？刚出生的小孩子握拳有个特点，就是把大拇指扣在里面，然后握着拳。为什么这么握着拳头来到世上？为什么不撒着手出来？这是因为婴儿保守着一个神灵，他在胎儿时期就是这么握的。他的拇指都压着一个穴位，这个穴位在无名指和小指之间，这个地方刚好是心经的少府穴。心是藏神的，心主神明，这说明婴儿是内含神灵的，是神气不外泄的。

所有的人刚刚出生的时候都有一根脐带跟母亲的精、气、神连在一起，然后一把剪刀“啪”地把脐带剪断了，从此就变先天为后天。所以人一生下来都还带有先天的精、气、神，这就叫“生而神灵”。当人长大之后，手就慢慢地松开了。之后，一辈子都在干什么？有的人抓权，有的人抓名，有的人抓利。

一个人年老去世的时候是怎样的？是“撒手而归”。最后所有的人又都撒手而去。撒开了手，就没有神灵了。神灵散掉，再也握不起拳，所以人就死了。所以小孩子刚生下来的时候，是最有灵气的时候。老子就发现了这个秘密。老子发现婴儿“骨弱筋柔而握固”，虽然婴儿筋骨柔弱，但握拳却很紧。所以我们成年人养生，就是要复归。要怎么复归呢？就是要慢慢地回归到婴儿的那个状态去。

“弱而能言”不是说每个人都是一生下来就能说话，而是指他柔弱的时候就会说话，就能说人话。我们试着想一想，小孩子刚开始有一点懂事的时候、会说话的时候，都在说什么话？他们总是在问妈妈：“妈妈，我从哪里来的？”还有的小孩子会问：“妈妈，人会不会死啊？死了以后到哪里去？”小孩子总是问这种问题。这是什么问题啊？这就是对生命本质的发问！人从哪里来，人往哪里去，这是终极问题，是哲学问题！

人生有三大哲学问题：我是谁？我从哪里来？我往哪里去？而婴儿问的就都是哲学问题。一个人离哲学越近，就离婴儿的状态越近。离婴儿的状态近了，想不长寿都难。所以我们每一个人在很小的时候，实际上关注的都是哲学问题，而不是我们长大以后问的那些世俗的问题。我们长大以后已经失去了幼小时候的童心和超脱，不再对生命本质发问，变得越来越世俗化，越来越不天真了。

所以“天真”有一个意思，就是我们老百姓所说的“天真烂漫”这个意思。这是天然的、婴儿时期所特有的一份真性情。也就是说，我们要远离世俗一些，尤其当我们已经吃穿不愁的时候，就更要超脱一些，去思考一些终极问题。对这些终极问题，要不断地发问。我们只有多考虑这样的问题，才能成为天真的人，才能长寿。

“幼而徇齐”。我们在幼小的时候做事情总是非常快的，想做什么事情就会立即去做什么事情，不会瞻前顾后、犹豫不决。每一个人都是这样的，小时候要做什么事情都是很专注的，而且一想做，马上就会去做。所以“幼而徇齐”给我们以启发，即做任何事情都要真实，要专一，要全神贯注，要向婴儿学习。

“长而敦敏”，这是人生不同的关键。黄帝长大之后还敦敏，仍然能保持着一份天真。他成年的时候就登上了天子之位，战炎帝，最后，一统天下，“成而登天”。

长大之后，人就有区别了，区别的关键就在于是不是“敦敏”。“敦”就是敦厚，就是继续保持小时候的淳朴之心；“敏”就是敏捷，就是做事果断。如果还能保持一份淳朴之心，还能保持刚生下来时的神灵，并且做事敏捷、果断，那么就能进入下一个阶段、下一个境界：

“成而登天”。对黄帝来说，“成而登天”就是登上天子之位。对众人来说，如果我们长大以后也能够“长而敦敏”，我们同样可以“成而登天”，达到我们人生的最高境界，度过天年。

所以说，黄帝的一生实际上是我们每一个人的理想的人生过程、美丽的人生过程。只要我们保持“敦敏”，保持童心，人人都可以走过美丽的一生。

养生是干什么的？

养生就是把我们越来越年老的生命回归到儿童时代。

婴儿才是我们最好的养生老师

精、气、神最早不叫精、气、神，而叫形、气、神。在《淮南子·原道训》里面说：

> 夫形者，生之舍也，气者，生之充也，神者，生之制也。一失其位，则三者伤矣。

形，是生命的一个“舍”。“舍”就是房子。也就是说，一个人的身体好比生命居住的一座房子。

气，是生命的一种充实。这里的“充”是充满的意思。气是充满生命的东西。我们有一座房子，这座房子是个“形”，在这座房子里面充满了“气”。

神，是生命的主宰。神是可以统治生命的，是起主导作用的，没有神，气就动不起来。

“一失其位，则三者伤矣”，如果其中一个失掉了，那么精、气、神三个都会受伤。

那么，一个人的精、气、神三者都旺盛的时候，是什么时候呢？是人生的什么阶段呢？我们来看一看 2500 年以前我们伟大的哲学家、思想家老子是怎么说的。老子说，一个人的精、气、神最旺盛的阶段是婴儿时期，他有一段非常有名的话：

> 含德之厚，比于赤子。毒虫不螫，猛兽不据，攫鸟不搏。骨弱筋柔而握固。未知牝牡之合而全作，精之至也。终日号而不嗄，和之至也。

这里的赤子就是婴儿。老子发现婴儿有四大秘密：

第一大秘密是婴儿“毒虫不螫，猛兽不据，攫鸟不搏”。婴儿能做到毒虫、猛兽、攫鸟都不伤害他。相信大家都听过狼孩儿的故事。意大利罗马城的标志就是一匹母狼正在哺乳着一对人类的双胞胎。凶狠的狼看到婴儿的时候，不是去伤害他，而是把他喂养起来。为什么会这样呢？这是因为一个人在婴儿阶段是最纯真、最天真的，他面对再凶狠的猛兽、再凶狠的鸟都不会去反抗，而照样会用善意的微笑来对待它们，所以毒虫、猛兽、攫鸟都不会来攻击他。

第二大秘密是婴儿“骨弱筋柔而握固”。有句话“一把老骨头”，人老了，骨头就硬了。但是，人在婴儿阶段，骨头是柔弱的。老子发现，婴儿的筋骨很柔弱，但是婴儿握出一个拳头来却很紧，难以掰开。为什么会这样呢？按照《黄帝内经》的说法，这是因为婴儿的肝气很旺，肾精很足。肝是主筋的，肾是主骨的，因为婴儿没有损耗精气，精气非常足，所以他虽然看上去柔弱，但是握成的拳头却非常有劲。

第三大秘密是婴儿“未知牝牡之合而全作”。“全”字通假“朘”字。“朘”指男婴的小生殖器。“牝牡”就是男女。男婴不知道男女交合的事情，可是他的“朘”却经常勃起。男婴的小生殖器经常勃起，这肯定不是因为性冲动。那这是因为什么呢？老子观察得非常细微，他的回答是“精之至也”，这是肾精充足到极致的反映。因为肾是藏精、主生殖的，所以婴儿在肾精最足的时候生殖器会经常勃起。

第四大秘密是婴儿“终日号而不嗄”。婴儿整天用力哭号，但是他嗓子不哑。婴儿哭的时候，四肢都在动，肚脐眼也在动，尤其肚脐眼下方一点点动得明显，那个地方叫“下丹田”；他的胸口也在动，那个地方叫“中丹田”，中医叫“膻中穴”；他的两眉之间、鼻根的上方也在动，那个地方叫“上丹田”，中医叫“印堂穴”，老百姓叫“天眼”“天目”；他的头顶也微微在动，那个地方是“百会穴”。那些地方不但在动，而且动的频率都是一样的，非常和谐，所以老子说这是“和之至也”。

老子发现，婴儿的“和”与《黄帝内经》的“法于阴阳，和于术数”的“和”是一致的。这“和”是怎么体现出来的？它既是发声时三个丹田的和谐、全身的和谐，又是精、气、神三者的和谐。人在发声时，表面上用的是嗓子，其实涉及很多部位。首先，肚脐以下的部位始终在鼓动；然后，带动胸腔；最后，通过嗓子发出声来。婴儿的精气非常足，所以这几个部位用劲非常均匀、和谐。后人把肚脐以下这个部位叫作“下丹田”；把胸部正中、两乳连线正中间的这个部位叫作“中丹田”；把两眉中间、印堂这个部位叫作“上丹田”。下丹田是藏精的，中丹田是藏气的，上丹田是藏神的。这三个丹田在发声时和谐用力，实际上是精、气、神达到高度和谐境界的表现。

老子看出，一个人的精、气、神最旺盛、最和谐的时候就是在婴儿时期。人之所以衰老，是因为随着年龄的增长，受到外在的、内在的多方面因素的干扰，使得婴儿时期的精、气、神逐渐耗散掉了。所以我们养生实际上就是要向婴儿学习，就是要“复归于婴儿”，也就是要恢复到婴儿那种精、气、神充足的状态。

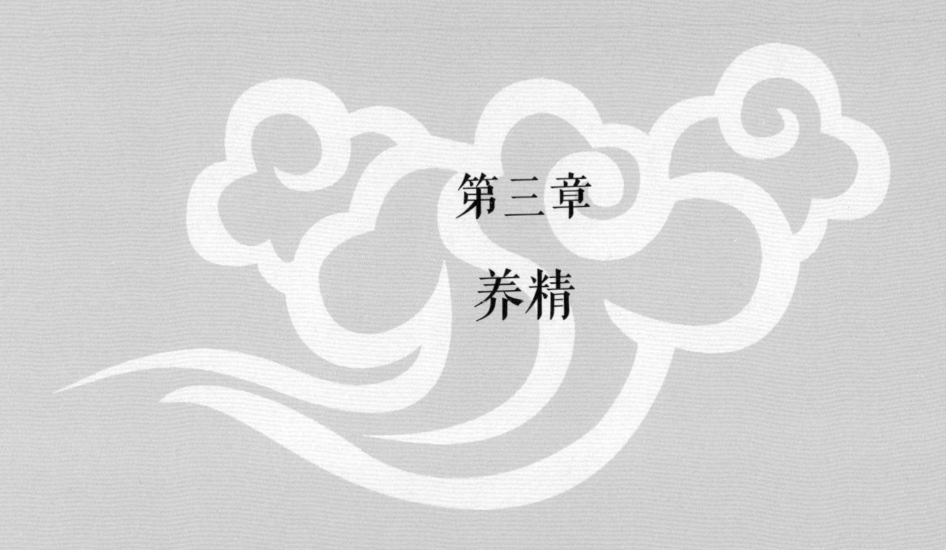

第三章 养精

养生是一个系统工程。

养生，就是养成适合自己的生活方式。

凡事脚踏实地，与别人保持一致；凡事有主见，不庸俗不媚俗；不要使形体劳累，也不要让心灵疲惫，这样就能成为养生的主人。

中国的养生文化是和合文化，精、气、神从不分开来讲。

儒、释、道、医等诸家讲养生，也从来都是精、气、神三者兼顾，而不会偏废其中任何一个。如果单就儒、释、道三家而言，我们可以看出，儒家偏于养气，释家（即佛家）偏于养神，道家偏于养精。

这一章，我们讨论养精的问题，选取道家作为代表。

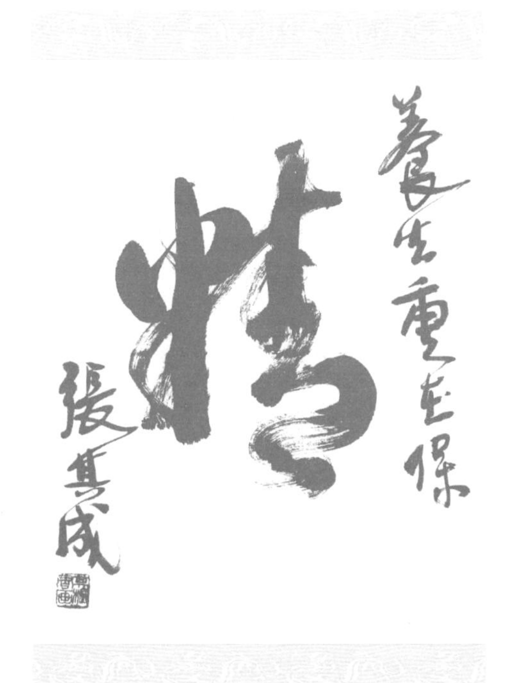

道家养精的核心在于“炼精”。道家养生是从“炼精”开始的，精是道家养生要用的第一味大药。这味大药来自我们自身，而非来自外求。很多人可能都听说过，道家把养生分为四个次第，这四个次第，我们也可以理解成养生的四层境界。

第一层境界叫“炼精化气”。道家认为，达到“炼精化气”这层境界时就可以养生去病了。

第二层境界叫“炼气化神”。从道家书籍的记载来看，即使长年修炼的道士，能达到这层境界的人也很少。按照内丹书的描述，如果修炼到这层境界，人就可以返老还童了。

第三层境界叫“炼神还虚”。

第四层境界叫“炼虚合道”。

这后两层境界就更缥缈难求了。道家养生，最终是要达到理想的神仙境界，我们凡人就不用过多纠缠了。有一些境界可能涉及宗教体验，我们在这里不做评判。我们在这一章里，主要是借鉴道家养生的基本观念和一些合理的方法。

配合这些境界，道家发展出了很多养生方法。到宋以后，道家养生又分出很多门派。总体来看，几乎所有的门派、所有的方法都是从“炼精”开始的。不过，我要特别提醒的是：养精一定不是单独地养。

道家养炼的每一步，对精、气、神三者都提出了相应的要求。这种思想用道家的术语说，就叫“性命双修”。其中，“性”指的是炼形，“命”指的是炼神。“性命双修”翻译成我们老百姓自己的话，就叫“形神统一”“形与神俱”。

中国的养生方法全都遵循这个原则。

养精重在一个“炼”字

什么叫“炼精”？“炼”字是“火”字旁的，说明“炼”要用到“火”来烧、来烤。我们身体里可以用“火”来烧炼的这个“精”究竟是什么？既然“炼精”要用到“火”，那么我们身体里的这个“火”又是从哪里来的呢？是不是人“上火”了就可以“炼精”呢？这些问题都要搞清楚。

我们来看，“精”是什么？为什么“精”要用“火”来烧炼？

“精”这个字，左边是一个“米”字旁，右边是一个“青”字。这个字最早的意思是指一种精微的米，它所对应的另外一个字是“粗”。粗，就是粗粮、粗米；而精，就是精粮、精米。所以这个“精”字，最早是指一种精微的粮食。

那么，我们人体的“精”又是什么呢？人体的“精”如果要用一个符号来表示的话，这个符号就是坎卦。坎卦这个符号非常形象，它的上下是柔弱的，是虚的，象“水”，就是象“肾精”。“水”当中有一个阳爻，有一个非常刚强的东西，这个东西就是肾中的真阳，也就是真阳之火，它是生命的原动力。

对于肾藏精的问题，各种书已经说得太多了。中医认为，我们的肾是承载人从胎儿开始就形成的先天的生殖之精的脏器，这种生殖之精是构成肾精的一个重要组成部分。因为生殖之精管的是生殖繁衍，从理论上说，这种精会一直绵延不绝地往下传递，亘古长存，不会中断。那么，这种属性落实到每一个具体的人的肾精上，就很像神话传说里的那种用完了还会自己长出来的东西，虽然都消耗完了，但只要留有种子，它就会源源不断地长出来，供给人体的需要。所以，我们在保养肾的时候就要注意，不要让肾精完全枯竭。也就是说，要节制，肾精不能消耗太过，要留有“火种”。

肾精在一个人的一生中都很重要。如果还是小孩子的时候肾精就不足，就会影响到生长；如果年轻人肾精不足，很可能会影响到生殖；而如果老年人肾精不足，则会加速衰老，发易脱、齿易落，还会头晕、耳鸣。

“精”藏于肾，肾和其中所藏的“精”都属水。老子说：“水善利万物而不争。”水的功能是“润下”，它是走向低处并且润泽低下部位的。肾在人体的位置已经很靠下了，但是要润泽滋养全身，光靠水自己往低处流肯定不够，所以我们要借助“火”的力量来烧炼“精”，使其升腾到高处，然后才可以温养周身。

“精”分为先天之精和后天之精。先天之精是从父母那里得来的，身体成形之前它就已经存在了。后天之精就是水谷精微，是由我们吃进去的饮食转化而来的。

道家养生有一个核心理想，就是想方设法地使人从后天的状态返回到先天的状态。道家认为，只有先天的东西才纯净，才能让人健康长寿，并且能生发出大智慧，能让人达到至乐之境——最大和最根本的快乐境地。所以，我们要想办法把吃进去的饮食、呼吸进去的天地清气，这些后天的东西统统转化成先天的东西，这样才能长寿。道家想到的办法是用“火”来烧炼，把后天的东西烧炼成先天的东西。最后的目标是让先天之精越来越充裕，先天之气越来越充裕，先天之神也越来越强大。这样一来，人也就健康、长寿、快乐、智慧了。

先天之精的精华——天癸

先天之精里有一个东西叫“天癸”，这个东西是先天之精里的“火种”。

“天癸”是一种非常有意思的东西。“天癸”的“天”字的意思是先天的、天然的，也就是第一位的。中国的古圣说“天一生水”，《尚书·洪范》也说“一曰水，二曰火”，它们的意思都是一样的：水是第一位的，是生命之源。无独有偶，古希腊的第一个哲学命题也是“水为万物的本原”。

“癸”字是什么意思呢？我们知道，汉字是象形文字，从一个字长的样子就能大致推断出它是什么意思。“癸”这个字，小篆是这样写的：𤼽。小篆“癸”字，很像四面八方的水聚集到中央来的样子。东汉的许慎在《说文解字》里说：“癸，冬时水土平，可揆度也。象水从四方流入地中之形。”所以，这个“癸”字摹状的就是一种四方汇集而来的水。“天癸”就是人体里第一位的、本源的水。我们还知道，癸是十天干之一。中国传统文化认为，十天干可以分别配以四方、五行：中央戊己土，西方庚辛金，东方甲乙木，南方丙丁火，北方壬癸水。天癸这个位置，配的就是北方水。“天癸”就是“天水”，也就是先天的水。

那么天癸和肾精到底是什么关系呢?

“精”分先天之精和后天之精，而先天之精主要是在肾精里面的。肾精里有个具体的东西，这个东西就叫天癸。天癸是《黄帝内经》提出的一个重要概念。《黄帝内经》认为，在人体五脏中，肾为水，是先天之本，是生命的基础。天癸是先天的，它存在于肾精之中，是具有生殖能力的一种物质。在肾气充足到一定程度时，天癸就出现并起作用。

在肾精的众多功能中，有一个是主管生殖的，而这个主管生殖的东西，我们就叫它“天癸”。这种物质像四面八方的水一样聚集在中央，表示水的充盈、精气的旺盛。精气充盛之后，天癸就来了。也就是说，肾精的范围大一些，天癸的范围小一些。人可以没有天癸，但不能没有肾精。

天癸的作用，就是主管生殖，主管生孩子。按照中医的说法，有了天癸就能生孩子，如果没有天癸，就不能生孩子。所以，一个人没有天癸的时候，照样可以活着，只是不能生孩子。但是，一个人不能没有肾精。如果没有了肾精，这个人肯定就死了。

现在提倡晚婚晚育，很多年轻夫妇等结婚后想要孩子了，可就是怀不上，很着急。有的人就想，既然天癸主管生殖，那么就补点天癸吧。这么想，就不是中医思维了。首先，天癸没办法直接补，它是肾精里面的，得通过调肾来使天癸的功能正常。其次，中医考虑问题不会这么有局限性，如果不能生孩子，中医会考虑到很多因素，比如，是不是肝的疏泄出问题了？是不是肾的阳气不足了？是不是痰郁气滞了？等等。中医不会因为天癸管生殖，怀不上孩子就拿天癸问罪。有时候不是天癸本身有问题，而是其他问题让天癸受到了影响。

女子的天癸保养之道

《黄帝内经》说，女子到“六七”42 岁时，“三阳脉衰于上”，三条阳脉都衰了。除了阳明脉衰了以外，太阳脉衰了，少阳脉也衰了。

所有的阳经都经过头面部，所以女子到“六七”42 岁时，“面皆焦，发始白”，面部干燥枯黄，头发开始白了。女子到“七七”49 岁时，任脉虚了，太冲脉也衰了。任脉的这个“任”字，还可以写成“女”字旁的“妊”字，这两个字是通假字，可以互换。“女”字旁的“妊”字是妊娠的意思，就是怀孕了。所以，女子“二七”14 岁时，任脉一通，就可以怀孕了。到“七七”49 岁时，女子任脉虚了，太冲脉也衰了，天癸就竭了，就不能生孩子了。

天癸是肾精当中专门主宰生殖的物质，天癸一竭，就“地道不通”了，“地道不通”就绝经了，就没有例假了，“故形坏而无子”，身体变差了，就不能生孩子了。

《黄帝内经》认为，女子是在“七七”49 岁时绝经的，那我们现在的女同胞是不是在 49 岁时绝经的呢？我讲课的时候问过很多人，得知现在女同胞的绝经期基本都提前了，有的人是大大提前了。这个问题需要重视。绝经期提前了不就是早衰了吗？现代人，尤其成功女性、事业女性，衰老反而往前提了，而不是往后推了。女性的更年期提前了是什么意思？就是早衰了。

我们现在衰老的速度加快了，衰老提前了，这里面的原因很多，但是，有一个是最根本的，那就是不会养精！

每个人都要经历更年期，不论男女。按照中医的观点，更年期是一个由盛转衰的过程。有的人，很平稳地就度过了更年期。有的人，体内的精、气、神由盛转衰时，阴阳气血变化较大，身体状态会失调，就会表现出来一些症状。比如，发烘热，突然觉得一阵烘热上来，即使在大冬天，也觉得热得不行，必须打开窗子吹吹凉风。过十来分钟，这阵烘热过去了，又觉得冷得刺骨，必须关窗、加衣服。还有一些更年期的女性，脾气变了，容易激动，像风一样令人捉摸不透。所以，家里要真有一个处于更年期且身体状态失调的女性，那么对她本人和家人而言，就都是一种挑战。在这个时候，她就特别需要知道怎么养精、养气、养神。

首先，吃的东西要选取养精养血的，如红枣、桂圆。可以吃含蛋白质丰富的食物，如瘦猪肉、鸡肉、鱼肉、蛋、乳类。吃一些含钙丰富的食物如各种豆类、虾皮、海带等，对女性而言很有必要。

其次，吃的东西的做法也很重要。同样的食材，营养成分一样，但是最好不要把味道做得太刺激了，胡椒、辣椒、花椒，能少放就少放。菜里放的盐也要控制。作为补充，新鲜瓜果可以多吃。

最后，生活方式也要调整，戒烟限酒是必要的，适度锻炼也非常必要，可以选择慢跑、打太极拳、练八段锦等不那么剧烈的锻炼方式。

是不是人到中年，只注重养精就够了呢？当然不是，还要注意精神方面的保养。这属于养神的内容，在这里也简单地做一个交代。人到中年，一定要保持情绪稳定、心态乐观。更年期妇女要正确认识自己的生理变化，解除不必要的思想负担。最好根据自己的性格爱好选择适当的方式怡情养性。要尽量通过自身意志的调节和控制，稳定情绪，保持乐观，开阔胸怀，树立信心。度过短暂的更年期，你又会重新步入人生坦途。

女性更年期常会月经紊乱。更年期也是女性多发生殖器官肿瘤的年龄，最好每隔半年至一年做一次体检，包括做防癌刮片等，以便及早发现疾病，及时治疗。

男子的天癸保养之道

男同胞的天癸是以八为周期的。《黄帝内经》里说“丈夫八岁”，这个“丈夫”是广义的，指男子。

男子到8岁的时候，他的肾气最足。其外在表现就是“发长齿更”，头发长长了，牙齿换了。这是肾精足了的表现，因为肾主头发、主牙齿。

到“二八”16岁时，男子肾气盛，来天癸了，其外在表现是精气溢泻。也就是说，有了精液了，遗精了。这个时候如果“阴阳合”（这里的“阴阳”指男女，“阴阳合”指男女交合）就可以生孩子了。

到“三八”24岁时，男子“肾气平均”，也就是发育到极点了，这个时候，他“筋骨劲强”。筋是归肝主管的，骨是归肾主管的，肝主筋、肾主骨。所以，“筋骨劲强”也就表明人的肝气足了，肾气也足了。其外在表现是什么呢？其外在表现就是长智齿，“真牙生而长极”。男同胞如果24岁以后才长智齿，那说明他发育得晚，这是好事。发育得越晚，衰老得也就越迟。

天道就是这么公平，让你早熟，必定让你早衰，让你晚熟，必定让你晚衰，这是大规律。

到“四八”32 岁时，这个时候是男子的“黄金时段”，其外在表现就是“筋骨隆盛，肌肉满壮”，就是说，肝气足了，肾气也足了，肌肉也满壮了。下面我们来看“肌肉满壮”是什么含义。我们先回答一个问题：在心、肝、脾、肺、肾五脏当中，肌肉是由谁来主管的？肌肉是由脾来主管的。所以，“肌肉满壮”意味着脾气也足了。男子生育的最佳年龄是 32 岁，因为这个时候是男子精、气、神最足的时候，一过 32 岁，其精、气、神就开始衰了。男子过了 32 岁，阳气先开始衰。

到“五八”40 岁的时候，男子肾气开始衰了，“发堕齿槁”了。

到“六八”48 岁的时候，男子三阳脉都衰了，所有的阳气都衰竭于上。前面我们说过，所有的阳经都循行到头面部，中医说“头为诸阳之会”，头是各种阳气聚会的地方。三阳脉一衰，就表现出面焦、发鬓斑白。在“六八”48 岁时，还有一个现象叫“老花”，人到这个年龄一般就开始出现老花眼了，所以有一句话叫“花不花，四十八”。反过来，如果他 48 岁过了还没有得老花眼，那一般来说，他就不会老花了。

到“七八”56 岁时，男子肝气也衰了，筋骨活动能力下降了，因为肝主筋，肝气一衰，筋的活动能力就弱了，手脚就不灵便了。并且男子“七八”56 岁时“天癸竭”，肾脏也衰了，精少，形体容易疲劳，这叫“形体皆极”。但是要注意，这时虽然“天癸竭”，但是天癸还没有尽。女子一直要到“七七”49 岁的时候，男子一直要到“八八”64 岁的时候，天癸才尽。

到“八八”64 岁时，男子则“齿发去”，牙齿掉了，头发也掉了，“五脏皆衰”，心、肝、脾、肺、肾都衰了，“筋骨解堕”，身体沉重了，筋骨松软重坠，走路也不稳了，“天癸尽”，没有天癸了，不能生孩子了。

我上中学的时候有一个同学，我们给他取了一个外号“八八”。为什么叫他“八八”呢？因为他老爸是64岁时生他的，所以我们叫他“八八”。我在这里说这个是什么意思呢？大家发现没有，这是不是和《黄帝内经》说的不相符合了啊？男子不是“八八”64岁之后都不能生孩子了吗？那不是绝对的，不是一定就不能生孩子。有的人70岁，有的人80岁，甚至有的人90岁还能生孩子。这是怎么回事呢？《黄帝内经》里记载，黄帝对这种现象也很好奇，他曾经问过岐伯：这是什么原因导致的？岐伯回答说：这是因为肾气没有竭，天癸还没竭，只要天癸还没有衰竭，就能够生孩子。

那么，男子应该怎么养肾气呢？我介绍一个简单的方法：先把两只手掌对搓，一直搓到两只手掌都发热，然后趁手掌温热的时候，把手掌按在腰部命门穴热敷。还可以热敷后接着上下按摩命门穴。

这个方法其实不新鲜，可能很多人都讲过，但是真正能坚持的又有几个人呢？养生贵在坚持，养精、养气、养神，都是一个道理，贵在坚持。我经常说“吾道一以贯之”，就是要坚守一个道，坚持不懈。这个方法如果能坚持每天早晚各做一遍，每遍都做一二百次，肯定能养肾气。当然了，还得配合着养精、存神。所有这些都要持之以恒。能持之以恒才是真的会养生。

养精“四少”，神仙可了

我们总结中国的先哲关于人体生命的认识，精、气、神三个概念是核心，而在《淮南子》中，其提法则是“形、气、神”。其实，“精、气、神”“形、气、神”的概念是一样的，“形”就对应于“精”，指有形的、偏物质层面的东西。

今天，我们大多数人都接受了一种观念：经济基础决定上层建筑。在科学领域，也有一个类似的观念——“结构决定功能”。这种观念的影响非常深远。就拿我们今天的养生来说，关于养生，大多数人首先想到的全都是物质层面的问题，是形体方面的问题，是关于具体脏器怎么调养的问题，能首先想到的手段也全都是物质化的，比如吃什么、喝什么。可以说，这所有的内容都归属于养精，养精就是要解决物质层面、形体层面的问题。

中国佛教协会原会长一诚大师说了一句令人深思的话：现在的人都是撑死的，而不是饿死的。

实际上，大舍才能大得，可人们往往难以做到。一旦做到了，那才是拥有最大的智慧。养生如此，做事情也如此。如果什么都要往回抓，那么最后往往什么都抓不住。人要懂得放下，懂得舍去一些欲望，知道“损之又损，以至于无为”。有了这个心态，我们就知道怎么养形、懂得怎么养精了。我们的身体之所以会生病，不再主要因为生活中物质资料的匮乏，而主要因为我们与生活中物质资料的关系出了问题。

就拿我们最关心的问题“吃东西”来说，“你‘会’吃东西吗”折射的其实是我们和食物的关系出了问题。对于今天的养生来说，不在于我们吃了什么，而在于我们没吃什么。因为今天我们想吃什么是一件很容易的事情，相反，让我们抵御美食诱惑而不吃什么则是一件很困难的事情。

美国学者的研究发现，人类天生就喜欢脂肪等高热量食物的味道，这个偏好是基因决定的，因为在过去，人类要想获得食物，需要耗费很多能量，所以身体必须学会储存能量。而人类社会的科技发展得太快了，现在的人不需要耗费那么多的能量就能获得高热量的食物。人和食物之间的关系变化了，可是生物进化的速度远远赶不上这种变化的速度，我们还是拥有一个倾向于多多储存能量的身体。研究还发现，大多数人往往低估我们身边食物所含的能量，在不知不觉中就吃进了比我们身体所需能量多出很多的食物，于是肥胖、心血管疾病、糖尿病等问题接踵而来。

古人养精有“五要”：一曰寡欲，二曰节劳，三曰息怒，四曰戒酒，五曰慎味。古语说：“口中言少，心头事少，肚中食少，自然睡少，依此四少，神仙可了。”所以，想要养精，排在第一位的要诀就是一个“少”字，这个“少”字在今天尤其有道理。

养精“五要”中的戒酒、慎味都和解决“撑死”的问题有关。中医认为，酒能动血。人一喝完酒就会脸红发热，手脚也会发红发热，这是因为酒催动血在体内奔腾驰越了。这样一奔腾消耗，就会让好不容易积累起来的精又变得稀薄了。所以，中医主张戒酒，尤其那些

“血气既衰之人”，更应该戒酒。那种人气血不足，稍微喝点酒就会面红耳赤，活动量稍微大一些也会面红耳赤、气喘吁吁。

正如现在很多人认为的那样，中医确实认为饮食可以补精，这方面的内容本章最后会说得比较细致。不过，中医从来没有说过猛吃、多吃可以补精，相反，中医认为，那些肥甘厚味、有刺激性的食物是不能补精的，只有“恬淡”的食物才能补精。哪些食物才是“恬淡”的呢？有两条原则：第一是不论荤腥，都用淡煮的方法来烹饪；第二是五谷都属于恬淡的食物，尤其用五谷煮粥时最后中间结成一团的很黏糊的那一团粥，中医认为这个东西是米的精华凝聚而成的，最能补精。

养精三不：不要等、不要乱、不要耗

现在大家普遍都在说一个字“忙”，这个字的使用频率非常高。大家都很忙，遇到谁打招呼都说：“你现在忙不忙？”回答一般是：“这一阵儿太忙了。”

“忙”这个字很有意思，左边是一个“心”字，右边是一个“亡”字，意思就是“亡心”，一个人没有了心，或者心找不到了。“忙”的结果是什么？是“盲”，上面是一个“亡”字，下面是一个“目”字，眼睛也“亡”了，眼睛辨认不出方向了。而“盲”的结果又导致了“茫”，茫然，前途茫然，更重要的是，心灵茫然，心灵迷失，心理困惑。

“忙—盲—茫”，这是一种流行病。

我给企业家讲课的时候发现，一些中年成功人士也会感到找不到北。有这么一首顺口溜：“事业进入迷茫期，人生进入困惑期，家庭进入分裂期，夫妻进入凉拌期，子女进入叛逆期。”这是不是一些成功的中年人士生活状况的写照？当然我希望他们不是这样的。但是我所接触的很多成功人士，很多企业家，都纷纷向我诉苦。我想，这些苦无外乎一个“忙”字，那就是找不到“心”，导致茫然失措了。

“忙—盲—茫”是一种现代“流行病”，伴随而来的一个典型症状就是“累”。

这么忙，这么累，解决保障问题了吗？是不是感到有足够的依仗，从此不用害怕生病了呢？没有。忙和累反而在给自己制造新的麻烦，在给自己的健康埋下隐患。有些人已经尝到了恶果——身体累垮了。

怎么解决这个问题呢？我总结了 3 个“不要”：不要等，不要乱，不要耗。

第一，不要等。现代人对于健康的最大误区就在于一个“等”字，没病的等得病，有慢性病的等复发，病复发了的等等看它自己能不能好转……养生真的不能等，要早早开始、慢慢来，30 岁左右就要开始关注，一定要养成健康的生活方式。有了不舒服，不要等，不要讳疾忌医，一定要及时治疗。

第二，不要乱。现在很多人病急乱投医。投对了医，算运气好，投错门，投了“伪医”就堪忧了。“病急乱投医”这个现象从古至今一直存在，高明的医生又很稀缺，确实很难找到合适的医生。医疗管理上有一个类似的词叫“过度医疗”，是指医疗机构或医务人员违背临床医学规范和伦理准则，不能为患者真正提高诊治价值，只是徒增医疗资源耗费的诊治行为。现在看来，过度医疗问题很多时候是患者有很强烈的“病急乱投医”心理造成的，小病可以找小大夫处理好的，却一定要找顶级专家，费用自然就会上去了。

第三，不要耗。精、气、神都经不住没有节制地耗损，尤其“精”这个东西，更不能没有节制地消耗。因此，我们养精中有很重要的一条叫“节欲保精”。我们这里偏向于讲保肾精，因为在中医看来，肾精是五脏六腑之精的根本。

“节欲保精”实际上是生活方式方面的“有节”，这一点很重要。节欲不等于绝欲，而只是要有所节制。道理非常简单，因为肾藏精。精，必须收藏住，精是生命的物质基础，不能随便耗散掉。有一句话叫“色字头上一把刀”。“色”这把“刀”在中医上叫“破骨之利斧”。这把“刀”是砍什么东西的呢？是砍人身上的骨头的。因为纵欲之后，肾精就衰了，肾主骨，所以说好色、纵欲是“破骨之利斧”。

节欲保精，就是要节制欲望。无论是儒家、道家、佛家还是医家，都强调过这一点。尤其年轻人，年轻的时候纵欲过度，会影响到老年时的健康。

很多人就问我：“张老师，那一个礼拜几次（房事）为宜？”这个要因人而异，而且还要因人的年龄段而异。但是，有一个总的评判标准，从两个方面来说，一个是身体，一个是心理。要以身体舒适、心理愉悦为度，这样就不错，否则就是太过了。当然，这个问题比较复杂。

我们中医上还讲，到冬天的时候更要收藏，不宜行房事。于是，很多人又问我：“张老师，（如果冬天不行房事）那人生还有什么乐趣？”这种想法也很有意思。中医并没有说冬天要禁房事，而是说冬天要节制房事，就是说，房事别太“狠”，而且应该等身体暖和后再开始，时间最好选择在夜晚入睡之前，完成性生活后便可安然入睡，而选择清晨过性生活就弊多利少了。

有的人到冬天会比同龄人更怕冷，手脚冰凉而且不容易暖和过来，腰酸腿软，精神头不足，大便稀溏或者容易泻泄，甚至下肢或眼睑出现水肿。有这些症状的人冬天尤其要节制房事，因为这些症状属于肾阳虚。冬天阳气闭藏，房事活动需要耗费阳气，他本来就肾阳虚，所以就更要节省阳气、节制房事了。

总之，“忙”和“累”与养精的指导思想相悖。古人养精“五要”中的“节劳”主要就是指不要劳累过度，以免耗血伤血，比如用眼过度、用耳过度、思虑过度都会耗血伤血，都应当避免。中医认为，精血同源，耗血过多也会伤精。人的很多活动都要消耗血，所以都要有所节制。

子午卯酉按摩养先天之精

人一辈子最需要善待和呵护的财富只有两笔，第一笔是健康，第二笔是人际关系，其他财富都得靠这两笔来支撑。呵护好这两笔财富都需要找对“靠山”。

健康的“靠山”是什么？从道家的视角看，人体健康的“靠山”是元精、元气、元神。这几个东西是人的生命里最根本的依仗。人若没有这些，生命的存在就没有指望了，何谈健康。

元精顺着后天的规律排出就可生人。针对这个方面的养生方法就是我们前面所谈到的“节欲保精”，即减少消耗。元精逆向先天滋养就可以成仙，逆向先天的这个方法就要用到道家所说的“炼精”。而元气、元神则需要经过元精的长久养育才能圆满。元精好比土壤，元气好比养分，元神则好比植物，所以，养元精又成为重中之重。

中医学也总结了一套保养元精的方法，比如按摩保精。

可以通过经络按摩来保养肾精和元精。穴位按摩很简单，重点是要按摩两个穴位，第一个穴位是关元穴，第二个穴位是命门穴。怎么按非常重要，不是用拇指来按，而是用劳宫穴来按。因为劳宫穴是心包经的穴位，心包经和心经的功能基本相似，所以心包经也可以藏神。

按摩的时候一般站着，两腿分开，左腿往外迈半步，两脚开立，两膝微微弯曲，不要僵着就行（坐着也可以），含胸，收腹，拔背，头正，颈松，下颌内收，低头，舌抵上颚（舌头抵住上牙齿的根部）。然后，左手为阳，右手为阴。关元穴在任脉上，任脉为阴。命门穴在督脉上，督脉为阳。按摩的时候按照阴阳成对出现的原则，通常用左手在前按摩关元穴，用右手在后按摩命门穴。前面的左手竖着按摩，后面的右手横着按摩。

前面的手对准关元穴（脐下 3 寸。有关关元穴的位置，说法有三种，第一种说在脐下 1.5 寸，第二种说在脐下 2.4 寸，第三种说在脐下 3 寸。一般认为是第三种）。我们找关元穴时不能用尺子来量，而要用自己的手来量。中医把这个方法叫“同身寸”法。手掌的四指并拢，沿着四指的第二个掌指关节从上到下的距离就是 3 寸。

前面的手掌为什么要竖着放？这手掌竖着一放，实际上就把那一片的穴位全部盖住了，劳宫穴对准关元穴，然后往上基本上能够盖住神阙穴（肚脐），往下这一片还能盖住好几个穴位，其中有一个叫气海穴。后面的手横着放，除了覆盖住命门穴（怎么取穴呢？很简单，肚脐眼正对的后方，这个位置就是命门穴）外，同时把命门穴旁边的肾俞穴（命门的两侧，旁开 1.5 寸）也给覆盖住了。

按摩的时候，以劳宫穴为圆心，先按顺时针方向按摩。这个时候，要把所有的意念都集中在这两个地方。按摩多少圈呢？一开始我们可以按照 6 的倍数按摩，比如 60 圈。一般来说，至少要按摩 60 圈。然后，按逆时针方向按摩，也是 60 圈。顺时针、逆时针各按摩 60 圈，总共 120 圈。按摩完之后，按摩过的这一片就微微发热了。保持这些地方始终有温煦感就行了。按摩这两个穴位都是养元精的。一定要坚持，要经常做，一天一次，以子、午、卯、酉这 4 个时辰时按摩效果最佳。

“内炼筑基”养精法

有很多人是在病过之后才开始珍视健康、重视“健康理财”的。这一方面是因为看病太费钱，另一方面是因为工资没涨而税在涨、物价在涨，钱总不够花，让人很着急。

我经常跟人讲：人都是攥着拳头而来又都撒手而归的，到头来什么财富什么金钱，他都抓不住。其实人一生的过程很简单，就是从零到一，再从一到零，所以人要懂得不断地归零。

说到归零心态，有一个典型的例子就是蒙牛集团的前老总牛根生。2004 年国庆节期间，我们开办了一期国学修心特训营，牛根生过来参加了。那时候牛根生的身体不是很好，脑部供血不足，所以他盘腿坐在地上听课的时候，会时不时地眯着眼睛休息一下。等我讲到庄子的《逍遥游》的时候，牛根生两眼一下子放光了，因为他有一个想法从《逍遥游》里得到了触发。

到 2004 年年底至 2005 年年初，牛根生就把他的这个想法实施了。他把自己所有的股份都捐出来成立了一个牛根生基金会，他规定自己的子女只能提取上海、北京、广州三地的平均工资水平的钱。这就是归零，对不对？牛根生说，他现在觉得特别开心。他自己总结了一句话：幸福不是得到的多，而是计较的少。

有些人说："张老师，我不是老板，还没有那么多财富，还得忙着挣钱买房买车呢，我没法做到'归零'。"确实如此，很多人的生活状态仍然依赖着金钱和财富，但是如果思路没有变化，这种依赖状况是很难有所改变的。

中国人高明的地方在于，我们还有一种"内求"的思路，比如俗话说"家财万贯不如一技傍身"。中国人对"坐吃山空"有一种本能的恐惧，所以中国人大多很勤劳。只有劳动，心里才踏实，这是一种非常务实的态度。

往内求是一个很智慧的思路，在这方面，道家养生就做得非常高明。古时候的中国人总有一个梦想——长生不老，于是就开始想办法实现这个梦想。开始的时候，他们也是外求。比如，秦始皇派徐福出海去求神仙不老药，结果不但仙药没有找到，而且连徐福也一去不复返了。后来还有一些皇帝也去找灵丹妙药，炼外丹、吃外丹。结果呢？据统计，中国历史上有二十多位皇帝因为吃了外丹仙药而死。他们发现，如果想养生长寿，靠"外求"这个路子是走不通的，炼出来的"仙丹"非但不能延年益寿，反而成了催命的毒药。所以，养生还得靠"内求"，真正的上等养生药物恰恰是我们自己体内的精、气、神。

整部《黄帝内经》都是在告诉我们：健康靠"内求"。它提示我们，每一个人都要关注自己，生命就在自己手中，生命更在自己的"内求"当中，光靠"外求"是不能健康长寿的。

现代人为什么对"内求"这么陌生，有点不舒服就马上想到吃药，平常更是想不到"内求"呢？我把现代人不"内求"的原因归结为三个"不"：不愿意内求，不敢内求，不屑于内求。

第一是不愿意内求。不愿意内观，不愿意内炼，为什么？因为内求毕竟太困难了。我们的眼睛生来就是往外看的，往里看能看到什么？往外看多容易啊，往里看太困难了。内炼也很苦啊，买点药来吃多么简单，又何必要那么辛苦地自我修炼呢？可是请大家想一想，古代的养生大家、高寿长者，以及历代的名医、大德、高僧、高道，哪一个不是靠“内求”“内炼”的？比如，李时珍就说经络是“内景隧道，惟反观者能照察之”。

第二是不敢内求。自己“内求”，静下心来往里看，一闭上眼睛往里面一看，黑黑的，什么都没有，很容易出现幻觉。心中紧张，就有点害怕，有点恐惧，所以不敢“内求”。

第三是不屑于内求。总是觉得“内求”是虚的，神神秘秘的，能有什么效果啊，还不如买点药来吃，药物是实实在在的，吃了之后就有反应。“内求”要自己锻炼，自己调理自己的经络、脏腑、气血。可是，这些东西存在吗？锻炼了之后有效果吗？一旦看不见，一旦没有立刻看到效果，他马上就持否定态度：肯定没有这些东西。

具体怎么“内求”？我这里只介绍道家“内求”“内炼”的第一个步骤：百日筑基。然后，你接着“内求内炼”才能进入道家养生的第一重境界“炼精化气”。

建筑高楼首先要打好地基。“百日筑基”属于道家内丹养生修炼的基础性练习，往往要花一百天的时间，所以称为“百日筑基”，又称为“百日立基”。其实不一定每个人都需要“百日”，有的人可能时间长一些，有的人可能时间短一些。

道家内丹养生认为，人初生的时候，本是阴阳合一、天理浑然、四相和合、五蕴皆空、一性圆明、自闲自在的，虽然有眼、耳、鼻、舌等感觉器官，但却还没有色、声、香、味等主观判断和认知。随着人逐渐长大，世俗间的欲望也日渐开化。道家认为，人这时就由先天之“明”化为后天之“昧”了，转为识神用事、六贼癫狂、眼贪五色、耳贪五声、鼻贪五香、舌贪五味，变成一派“外求”气象。内丹修炼养生就是要人返回到恬淡虚无的状态，使元神再现。所以，要经过“百日筑基”，让精、气、神自然充足。精、气、神充足了，肾中真阳就自然而然地开始生长了。肾属水，所以这种真阳又叫“水中真火”。

筑基期“内炼”的目标是填亏补虚，炼好身体的精、气、神三味大药，把三味大药炼养得充盈，达到精足、气满、神旺的“三全”境界。而在这个过程中，最关键的又在于要“炼己”，也就是要把自己思想上的杂念尘垢拂拭得干干净净。“炼己”的过程就是筑基的过程。“炼己”的方法是断除声色、省却应酬，使耳目归于清净，使杂念消于未萌，做到收视返听、清心寡欲。

这些“内求”“内炼”的功夫十分重要，如果在这个阶段稍有杂念加入，就不能达到精足、气满、神旺的“三全”境界。按照道家的说法，这就是“流于外道”了，就不能进入下一步的养生境界。

“置鼎安心”养精法

如果仅仅是生病后花销很大，让人很焦虑很恐惧，相对来说，这还算容易解决的。因为只要有人明确地承诺，一定让人不生病或者不花钱、少花钱就能治好病，不管这个承诺多么经不起推敲，它都能化解人们的焦虑情绪。

但是，生活不是只有一条导航线，尤其我们中国人，生活中有多条导航线，其中任何一条线上出了问题，都会导致焦虑、恐惧。在这些导航线中，最深入骨髓的一条就是：中国人很恋家，而且把对家的眷念变成了对一所房子的眷恋。于是，为了能够拥有一个被叫作“家”的地方，很多人就成为“房奴”，而个人之间的差别，也仅仅在于“服役”年限的长短上。

人总是想着要“房子”，活着的时候想要，死了也要。其实在哲人的眼里，人从泥土里来，最后又归于泥土，房子又能装得住什么呢？或许正因为这个世界什么都不属于我们，所以我们才那么渴望有一个房子的空间归我们所有。

这种关注房子，但是归根到底是求安心的思路，在道家的养生学说里，反映在了对身体的看法上。身体被看成“炉鼎”，是养生时“炼精”“炼气”“炼神”的场所。在炼养过程中，“安炉设灶”很重要。但是，更重要的是安心，如果心安静不下来，那么“炉灶”是无论如何也安稳不下来的。

我们来看一个行之有效的养精功法就能很清楚地看到这一点，这个功法很多古人都推荐过，最推崇它的要数明代的高濂了。

高濂这个人非常了得，诗词歌赋、鉴赏文物，无所不涉；琴棋书画、茶酒烹调，无所不通。他通医理，擅养生，写过一本非常有名的养生专著《遵生八笺》。

高濂有一段时间身体不好，总是“五更泄”，就是凌晨的时候肚子痛，总要起来上厕所，并且大便稀溏。一拉完，他肚子也就不痛了。

高濂的一个朋友原来也和他一样，有这种毛病。后来，这个朋友自己调理好了。高濂很好奇，就专门抽了一天时间，特意去拜访这个朋友，向这个朋友请教解决这个问题的小诀窍。朋友告诉他说：“我小叔得到过高人的传授，每天睡觉前坐在床上，解衣垂足，憋住气，舌头抵住上颚，目上视，收紧肛门，然后用手摩擦两肾俞穴，各 120 次。当然，摩擦的次数越多越好。做完就马上睡觉。我这样做了 30 来年，受益匪浅啊。”

高濂“取经”回来后，不仅自己照做，还把这个方法告诉给了家里的老人。老人照做后，效果果然很奇妙。后来，他又把这个方法告诉给了很多亲朋好友，亲朋好友照做后，也都收到了很好的疗效。

饮食养精五字诀

在饮食方面，我们只要记住一个字——节。节就是节制，就是要“食饮有节”。具体而言，就是要遵循下面这五条原则。

第一条原则，就是要“少”。国医大师裘沛然，他养生的第一条就是少吃。

我的一位同学，我们已经三十年没见，他现在当了官。前不久，我们见面时他对我说，他有糖尿病、高血压、高血脂。我问他，这么多病，身体可怎么办。他说，开始的时候，他一是吃药，二是运动。但是，他又说，吃药和运动对他来说，一点意义都没有。他吃过很多药，西药、中药都吃过，也没少跑步、做剧烈的运动，但是各种指标就是下不来。我问他，现在怎么样了。他说，他现在还不错，所有的指标都控制住了。我就问他，是怎么控制住的。他说，他晚上不吃饭。他说，一开始那几天身体不适应，浑身都觉得不舒服。但是，过了一个礼拜之后，身体的感觉就越来越好了。他问我，他这样做有没有道理。我说，太有道理了，这叫“过午不食”。佛家讲究过了午时（指上午 11 点至下午 1 点）就不再吃东西了，这个很重要。他又说，有的时候，他晚上有应酬，没办法，就只好喝一点酒，吃一点素菜。吃了之后，他第二天就又不舒服了。所以说，很多病都是自己吃得多引起的。要做到少吃，不要怕少吃了营养不够。每个人的身体状况都不一样，营养够不够、饮食构成合理不合理，现在都有办法评估。实在不放心的话，你不妨去找正规医院营养科的大夫给看看。

第二条原则，就是要“杂”。这一条是针对一些养生“专家”们的说法而言的。现在，养生专家们各有各的说法，有的人说要喝牛奶，有的人说不能喝牛奶，说牛奶是牛吃的，不是人吃的；有的人说要吃豆腐，有的人说不能吃豆腐，弄得我们老百姓无所适从。其实，《黄帝内经》说得很明了：

> 五谷为养，五果为助，五畜为益，五菜为充。

五谷、五果、五畜、五菜，虽然它们各有所指，但所有的食物都是按照五行——木、火、土、金、水来分成五类的；用味道来分，就是酸、苦、甘、辛、咸五味；用五性来分，就是寒、热、温、凉、平五类。具体地说，就是要吃得杂，什么都吃一点。我们人体实际上有一种自我选择的能力，我们体内缺了什么东西，我们就特别想吃它，那我们就去吃。当然啦，对于一些特殊的病症，如糖尿病，即使特别想吃糖，也要控制。

“杂”有三个意思：荤素搭配，以素为主；粗细搭配，以粗为主（粗粮和细粮搭配，但是以粗粮为主）；酸碱搭配，以碱为主。下面我具体说一说“酸碱搭配，以碱为主”。

食物分酸性食物和碱性食物。酸性食物、碱性食物不是说食物的口味是酸性就是酸性食物，是碱性就是碱性食物，而是指食物被人体吸收之后，分离出来的离子，如果以金属离子为主，那它就是碱性食物；如果以非金属离子为主，那它就是酸性食物。钾、钠、钙、镁这些属于金属离子，磷、硫、氮这些属于非金属离子。如果你还觉得难以区分，那么我再教你两句话：第一句，除了牛奶以外的动物类食品绝大部分是酸性食品；第二句话，除了米面以外的植物类食品绝大部分是碱性食品。也就是说，牛奶不是酸性食品，米面不是碱性食品。

研究表明，得癌症的人，基本上都是酸性体质的，所以有人就说，不能吃酸性食物，这个观点是不对的。有些所谓的养生“专家”又说，不要吃碱性食物，这也是不对的。总的来说，酸性食物、碱性食物我们都要吃，但我们要多吃点碱性食物、少吃点酸性食物。总之，就是要吃得“杂”一些。

第三条原则，就是要“淡”。“淡”有三个意思：第一个意思是少盐，人一天摄入的盐量应该在 6 克以内；第二个意思是少油，人一天油的摄入量应该在 25 克以内；第三个意思是少糖，人一天摄入的糖量应该在 20 克以内。这些都是常识，如果能做到这三点，那就做到“淡”了。

科学研究发现，盐吃得多的人血压会高。如果盐的摄入量长期超过 6 克，每超过 2 克，血压就会升高两个毫米汞柱。所以，要注意控制盐。

少盐，少油，少糖，三少，这就叫“淡”。

第四条原则，就是要“温”。温有两个意思：第一个意思是不要吃太烫、太凉的东西，而要吃刚好温热的东西；更重要的是第二个意思，那就是要吃低热量的东西，千万不能老吃高热量的东西。

《新闻联播》播过一条国际新闻，说意大利的科学家研究表明，65 岁以上的老人每天的热量摄入在 700 卡路里以内的最健康，这类人也容易长寿。当然，什么食品热量低、什么食品热量高是相对而言的，蔬菜类和肉类相比，当然肉类的热量高。但就肉类之间相比，红肉的热量就比白肉的热量高。另外，做法不同，热量也不同。比如，同样一种肉，烤的、炸的、煎的，热量就高，蒸的、煮的、炖的，热量就低。所以说，一般的养生食品，都适合炖、蒸、煮。

我有一个台湾朋友，他吃菜从来都不用油来炒，而全都是煮着吃的。我问，那有味道吗？他说味道好极了。

德国的一项研究表明，老年人想延年益寿，光靠吃营养品是不够的。营养品和一些养生的食品虽然也都需要吃，但最主要的是吃得适宜，吃热量低的东西。

第五条原则，就是要吃得“慢”。我问过很多胖人，你吃得多？他说，我吃得不多。我说，那你肯定吃得快。他说，对了，我吃得特别快。我说，吃快了不好，一定要慢慢地吃。

好，在饮食上做到这五个字就可以了。千万不要盲从，一听这个专家这么说你就这么做，那个专家那么说你就那么做，那你就没办法吃了。吃很重要，但不是最重要的，是吧？

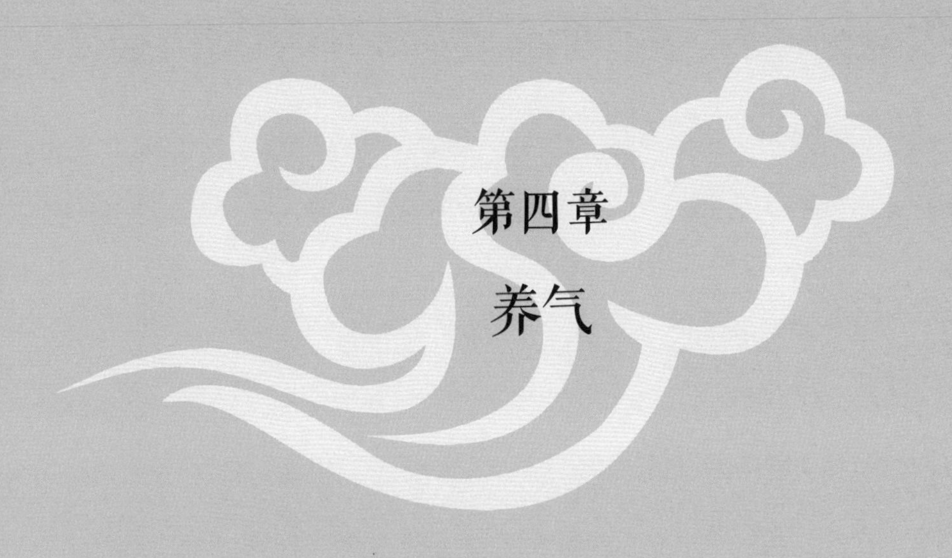

第四章

养气

不管你的人生理想是什么，你一定要把“健康”加进去。

“习惯了”是一句任性的话，不要让任性毁了你的健康。

爱笑的人，运气一定不会太差；爱动的人，身体一定不会太差。

我把我们中国文化的基本结构总结为“一个中心，三个代表，两个基本点”：“一个中心”就是“易道”，“三个代表”就是儒、道、佛，“两个基本点”就是“修心”和“开智”。

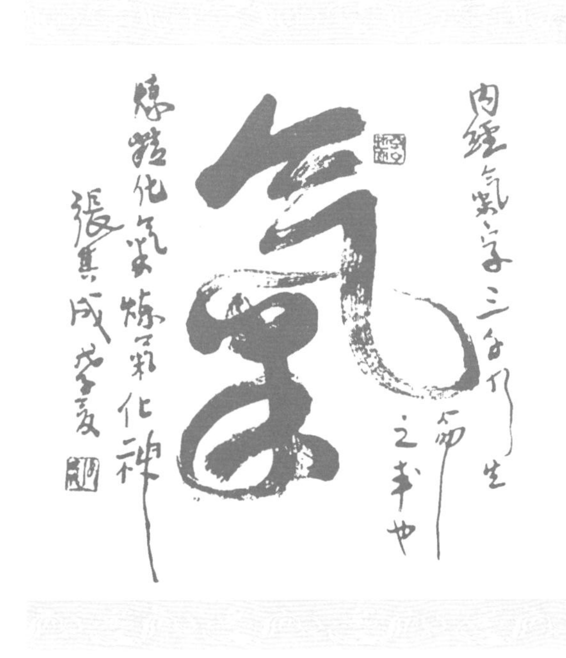

我讲管理，不仅仅是讲技术层面的管理，更是讲心灵层面的管理，也就是“修心”。我讲养生，不光讲技术层面的养生、物质层面的养生，更要讲怎么把握住养生的核心。养生的核心在哪里？核心就在“心”，在心灵层面，在于修心、开智。养精、养气、养神概莫能外，都是在修心、开智。

就儒、道、佛“三个代表”而言，我们说，儒家偏于养气，释家偏于养神，道家偏于养精。这一章我们主要讨论养气的问题，选取儒家作为代表。

我在很多场合都反复申明：养生一定要走“正道”，同时我们还要知道中华文化设计的“正道”一般不会是一条直线。我发现，按照中国人的思维，干事情多数会走曲线。大家看，太极图里的“S”曲线，在这条线上阴阳是最平衡的，所以我们沿着这条线走就对了。想走直线，肯定走不通，一走就错。

养生也是这样的，很多人心里急，想抄近道、走直线，一想到养生就想到吃，一提到养生就想到锻炼或者别的什么东西，这是直线思维，不符合中国人的曲线思维方式，往往会出问题，往往会偏离了中华养生的“正道”。

儒家养气，养的是“浩然之气”。这是一种气度，一种“大人”的气势。这股气顶天立地，是一种清气、正气。

什么叫“大人”？《易经》里这么说：“夫大人者，与天地合其德，与日月合其明，与四时合其序，与鬼神合其吉凶。”

“与天地合其德”。天地的“德”什么？《易经》说：“天行健，君子以自强不息。”天德是“健”，君子身上能与天德相合的品德就是自强不息。《易经》又说：“地势坤，君子以厚德载物。”地德也就是坤德，坤德为顺，君子身上能与地德相合的品德就是厚德载物。如果能与天地合德，那么就会诸事顺利。套一句孔夫子在《文言传》里拍“大人”马屁的现成话吧，曰：“先天而天弗违，后天而奉天时。天且弗违，而况于人乎？况于鬼神乎？”

儒家讲养气的功夫很系统，我把这些内容总结了一下，提炼出一个核心概念：修。儒家说：

> 一是皆以修身为本。

我们讲“养气”归根到底还是要落到讲修养上。讲养气就想到呼吸，这没有问题，呼吸很重要，但是仅仅讲呼吸是不全面的。呼吸法我可以教你，你马上就能学会。但是，我要问你，当你生气的时候，你还在用我教的呼吸法吗？当你疼痛的时候，你还在用我教的呼吸法吗？当你郁闷的时候，你还在用我教的呼吸法吗？所以，养气的核心功夫在一个“修”字上，归根到底是“修”出涵养气度来。

养气功夫的次第是修身、齐家、治国、平天下，从解决“关系”问题入手。

“气”的来源

“气”究竟是什么？我们可以把它简单地理解成：它就是生命的一种能量。人体上到处都有“气”，人一旦没有“气”了，就“断气”了，生命也就完结了。在人体上，“气”按照不同的来源、不同的部位、不同的功能，又可以分成各种各样的“气”。

《黄帝内经》以及整个中医学，说来说去都是在说这个“气”，“气”就是中医学的本体。西方医学以及西方的科学是建构在原子论的基础之上的，而我们中国的医学乃至中国的科学则是建立在元气论的基础之上的。想要学习中医、学习养生乃至中华养生大道，我们首先要搞清楚的就是这一点。

“气”有三个来源，第一个是从父母那里遗传来的先天之气，也叫“元气”；第二个是从吃进去的水谷精微等营养成分中产生出的能量，也就是“后天之气”；第三个是来自自然界中的清气，它也属于“后天之气”。

自然界中既有清气，也有浊气。浊气作用于人体就是“邪气”了，会使人的健康受到伤害。我们一般说的“气”指的是“正气”。“正气存内，邪不可干”。人体内存有“正气”就不容易被“邪气”侵袭，而这种“正气”的来源之一就是自然界中的清气。

“精”字左边有一个“米”字，而繁体的“气”字下面也有一个“米”字。“米”是一种物质，一种精微的物质，这说明“气”也是一种精微的物质。

“气”字在甲骨文里面，实际上就写成三横“☰”。这三横分别代表自然界中的云气、雾气、露气，三者都是看得见但又不是很清楚的东西。后来，“气”越来越抽象，慢慢变成了一种无形的东西。所以“气”实际上是介于“精”和“神”之间的一种状态，是介于有形和无形之间的东西。

关于“气”是什么，说法还有很多。有人说，“气”是构成生命的最小的、最原始的一种物质；有人说，“气”不是一种物质而是一种功能；也有人说，“气”就好比一种信息……

现代的研究往往从物质层面来考虑“气”究竟是什么，于是现代科学采用了声、光、电、热、磁等各种方法来研究这个“气”。但是，做了很多研究，“气”究竟是什么，我们还是不知道。我们现在通行的说法是：“气”是维持我们生命活力的一种精微的物质。但是，它与“精”这种精微的物质又不完全一样。精是能看得见的，基本上呈液态，而“气”是一种气态的东西，是看不见的。

“气”既是维持人的生命活力的物质，又体现了人体各脏腑器官活动的能力。它既是物质，又是功能；既是能量，也是一种信息。我简单地把《黄帝内经》里关于“气”的论述做了一个归纳，把“气”分成了六类。

第一类叫“元气”。这个“元”又写作“原”，道家一般写作“元”。元气来源于先天，它是从父母那里继承而来的，是生命的原发性的“气”。这个元气在《黄帝内经》里也叫作“真气”，就是《黄帝内经·素问·上古天真论》里面所说的“真”，是真阳之气。“天真”

说的就是先天的真气、真人之气。这个“真气”主要来源于肾脏，因为肾脏藏元精，元精可以化成真气。后来，道家把它称为“先天之气”。它体现了先天原火的推动功能，所以也写作“炁”。从字形上看，“炁”字底下有四点，表示火在下面燃烧，这种“火”是生命的原动力。

新安医学派有一个医学家叫孙一奎，他提出一个说法：“肾间动气”，指的是在两肾中间那个地方有一种“气”，也就是元气，它是生命的原动力。大家都知道，肾为坎卦，是属水的。坎卦上下为阴，中间为阳。中间那个阳是什么？就是“元气”。它是生命的原动力，根源于肾，流遍全身。这个元气，也就是“肾间动气”，主要来源于先天。一个人的元气足还是不足主要看先天。但是，我们也可以通过后天的修炼来补先天的不足。

第二类叫“宗气”。宗气主要来源于后天的呼吸，是呼吸之气，所以可以把它看成一种心肺之气。肺是主管呼吸的，也主管一身之气。宗气不足的人稍微活动一下就气喘吁吁、上气不接下气的。这个“宗”就相当于祖宗，它也是一个根本，但是它没有那个元气更根本。宗气主要积聚于胸中，通过呼吸，先灌入心肺，然后流遍全身，走的是呼吸道。我们的胸中有一个穴位叫膻中穴，在丹功修炼中，这个穴位又叫“气海”，是聚集“气”的大海，是积聚宗气的地方。

第三类叫“营气”。营气主要在血管当中，准确地说，是在血脉里面。营气在血脉里起到一个营养的作用。它是一种营养血液、化生血液之气。

第四类叫“卫气”。“卫”就是保卫、护卫的意思。卫气流行于血脉以外，即在脉外。它是运行于经脉之外的，基本上在体表。它是身体的一个守卫员，起到保卫机体、抵御外邪的作用。

第五类叫“脏腑之气”。中医讲五大功能系统——五脏系统。我认为，五脏系统就是五种“气”的系统。当然，五脏六腑有形体解剖，但是，它们已经高于形体解剖，是对功能的组合，是五大功能系统、五大能量系统，也就是五行——木、火、土、金、水，其实就是五类“气”。

第六类是“经络之气”。经络是“气”的通道，是“气”走的路线。在我看来，整个经络都是“气”，都是“气化”。经络之气就是从经络的角度把人体划分成“气”系统。比如，十二经络系统就分出十二个“气”系统，每个“气”系统又都包括了互相联系在一起的脏腑、皮部、经筋、官窍及其相对应的功能，还包括了所属的各种病征等。这些都是“气”，都是抽象的、功能性的概念，基本不可能和形体完全一一对应。

能不能搞清楚“气”究竟是什么其实不重要，重要的是把自己身上的“气”体会出来，把“气”的作用搞清楚。

“气”的作用

我们说“气”，说不清，也道不明，但是，“气”的作用要搞清楚。人体的呼吸吐纳、水谷代谢、营养敷布、血液运行、津流濡润、抵御外邪等一切生命活动，都是通过“气”的作用来实现和维持的。概括地说，“气”有四大作用。

第一大作用是推动作用。人体血管里流动的血是靠“气”来推动的。“气”可以推动经气的运行、血液的循行，以及津液的生成、输布和排泄，促进人体生长发育，激发各脏腑组织器官的功能。

第二大作用是固摄作用。“气”不仅推动我们的血液运行，它还有一个反向作用，叫固摄。“气”可以保持脏腑器官位置的相对稳定；可以统摄血液防止其溢于脉外；可以控制和调节汗液、尿液、唾液的分泌和排泄，防止体液流失；可以固藏精液以防遗精滑泄。我们把“推动”“固摄”作用连起来讲，就是“气”不仅推动血在走，而且能把它固定住，使它不乱走。比如，女子崩漏，血收不住了，中医上叫“脾不统血”，即脾气不足，血固定不住了，所以它乱跑了。“气”的固摄作用，除了能把血固定住之外，还能把我们的内脏固定住。有的人胃下垂是怎么回事？就是“气”不足了，气虚，它没有把胃固定住。本来它应该把胃固定在那里，但是脾气不足，胃就掉下来了。那怎么办？中医就用一些具有升提性质的药物来补益脾气，让脾胃之气再升起来。

第三大作用是温煦作用。“气”维持并调节着人体的正常体温，是人体热量的来源。气能够保证人体各脏腑组织器官及经络维持正常的生理活动，并使血液和津液始终正常运行而不致凝滞、停聚。“气”走的地方是温暖的，是温热的。如果没有“气”走，那个地方就会变得冰凉。很多人某一个地方痛，你摸那个地方，它可能就是凉的，即那个地方皮肤的温度跟旁边的不一样。皮肤的某个地方一冷，那个地方可能就会痛。通则不痛，痛则不通。痛了，说明那个地方气不通。气通了，它就不会痛。所以气有温煦的作用。一个人阳气足的话，那他肯定是温热的。如果没有“气”了，人就死了。人死了就是一具僵尸，冰凉冰凉的。

第四大作用是防御作用。“气”具有抵御邪气的作用，既可以护卫肌表，防止外邪入侵，又可以与入侵的邪气作斗争，把邪气驱赶出去。除了口鼻，我们身上还有毛孔。这个毛孔叫“气门”，是“气”进入的大门。我们的外在有清气，有浊气。如果浊气侵入人体的话，我们就会生病。我们体内有一种气，能把外气挡住，起到一个防御的作用，这种气叫“卫气”。

人身的太阳：真阳之气

“气”这个概念，《庄子》里借黄帝之口说：“通天下一气耳。”意思是，整个天下都是“气”。我曾经在讲《易经》的时候说过，整个《易经》都在讲“象”，包括卦象、爻象、物象等。“象”是什么东西？“象”是“气”的表现方式。我们所观察到的是“象”，体会到的也是“象”。“象”里面有各种各样的“象”，但最本质那个“象”就是“气”的“象”，也就是“气”。所以，把“气”的问题搞清楚，不仅能把中医的所有秘密都揭开，而且能把中国文化和中国传统科学的所有秘密也都揭开。

庄子说：“人之生，气之聚也。聚则为生，散则为死。”人之所以有生命就是因为有“气”。“气”聚在一起，人就活了。“气”散了，人就死了。

在《黄帝内经》里面，“气”字出现了三千多次，出现的频率非常高。《黄帝内经·素问·宝命全形论》里面这么说：

> 人生于地，悬命于天，天地合气，命之曰人。

人是生在大地上的，但是命要由天来主宰。天地就是阴阳，阴阳合在一起，就产生了人。

《黄帝内经·素问·宝命全形论》里说，生命当中最大的宝就是“气”，再具体地说，就是“阳气”。“气”分阴气和阳气，阳气相对来说更重要。人生而有“形”，五脏六腑、四肢百骸都是“形”，在滋养推动人的这些“形”、让人的生命力得以表现的过程中起到核心作用的就是“气”。

人以天地之气生，四时之法成。

这句话的意思是，人要依靠天地之大气和水谷之精气生存，并要按照四时阴阳变化的法则来生活，也就是按照春夏秋冬四时更替的规律来生活。

在《黄帝内经·素问·六节藏象论》里面还有一句话，“气合而有形”，就是说，人的形体是由“气”相合而成的，所以“气”是生命的根本。

明代医学家张景岳说过：“天之大宝，只此一丸红日，人之大宝，只此一息真阳。”天上最大的那个宝贝是太阳，人身上最大的宝是什么呢？就是阳气。人的衰老肯定是阳气先衰，所以我们要时时护住这一团真阳之气。

我主编的七年制规划教材《中医哲学基础》是当代第一部关于中医哲学教材。在这部教材里面，我专门提到了“元气论”。我们讲“精、气、神”，“精”也是精气，“神”也是神气，“气”无所不在、无所不包。中医讲气血津液，“气为血之帅，血为气之母”，“气”是一个统帅。中医学所说的五脏六腑，都是“气”的一种“气化”，五脏六腑是五大“气”系统，经络则是“气”的通道。

说到这里，我顺便给大家介绍一个张景岳养阳气的方法。现在在药店能看到一个中成药叫右归丸，这个药就是根据张景岳的养阳方子制作而成的。

这张方子的组成是：熟地 24 克、山药 12 克、山萸肉 10 克、枸杞子 12 克、菟丝子 12 克、鹿角胶 12 克、杜仲 12 克、肉桂 5 克、当归 9 克、熟附片 6 克。

我们把这些药制成蜜丸，是比较大的一种丸子，每颗重 9 克左右，每次吃 1 颗，每天早晚各吃 1 次。这个方子是一个温补阳气的方子，后世说“益火之源此方魁”，说它是温补方子里的状元、冠军。当然，首先这是一个治病的方子，没病的人吃了会适得其反。阳气虚弱的老年人可以在医生的指导下服用。

按照张景岳的描述，适合这个方子的人有一些特点，人群基本上局限于老年人。老年人中，身体虚弱的或者长期患病的，有精神疲惫的表现，有四肢冷或者身体到处都冷，比一般人怕冷，或者腰膝没有力量、发酸发软，大便常常是稀糊糊、不能成形，小便清亮、排小便也没有力量等症状。这一派症状都是肾阳虚、阳气不足的表现，所以张景岳专门创造了右归丸这个方子加以治疗。

阳气是女人最好的化妆品

人身上最宝贵的东西就是阳气，但是男女各有不同。对女子养生来说，最要紧的就是追随阳气盛衰的节奏。按照中医学的观念，女子的一生是以“七”为周期成长的。

女子到“二七”14岁时，“天癸至”，天癸来了。她的表现是什么呢？是“任脉通，太冲脉盛，月事以时下，故有子”。女子14岁的时候，任脉通了。大家发现没有，我们把怀孕又叫“妊娠”，这个“妊”字怎么写？“女”字旁。“任脉”的“任”是单“人”旁。单“人”旁的“任”字通“女”字旁的“妊”字。女子的任脉跟能不能怀孕有很大关系。女子到14岁任脉一通，她就可以怀孕了。然后是冲脉，冲脉是主血的，太冲脉盛就是血液盛满了，于是就有一种表现——“月事以时下”，就是来月经了，月经按月来潮，按时而下。

中医认为，“四七”28岁时，是女子一生中阳气最旺盛的时期，大概也是女子身体状态最好的时候。这个年龄是女子受孕生孩子的最佳年龄。“四七”28岁时，女子是“筋骨坚，发长极，身体盛壮”。肝主筋，肾主骨。这句话的意思是说，女子到“四七”28岁时，肝气旺了，肾气也足了，所以筋骨就强健了。“发长极”就是头发长到极点了，头发在这个时候是最粗最黑的。“身体盛壮”，就是身体在这个时候也最健康、最盛壮。所以，这个时候是生孩子的最佳年龄。这实际上就是那个太极图。28 岁走到了全部是白色的这一片，走到阳气的极点了。阳气特别盛，长到极点了，那是什么意思啊？到极点了，接下来，马上就要衰了。

我们回头再看，女子“三七”21 岁时，是“肾气平均”，就是肾气平衡了，她的表现是“真牙生而长极”。《黄帝内经》里说的这个“真牙”指的是智齿，就是最后边的那个牙齿。女子 21 岁时，智齿长出来了。《黄帝内经》里说，人一长智齿就停止发育了，叫“长极”，长到了极点。人一般都是这样的。当然，也有特殊情况，有的人一辈子都不长智齿。

“长极”的状态是很好的，身体状态是一生当中最好的，肾气足，肝气也足，什么都好。但是，什么东西走到极致，就都会开始往回走，所以，接下来马上就要衰退了。

那怎么办呢？这个时候就要开始有意识地养一养阳气。养阳气不外乎两条路，一条是减少消耗和防止泄漏，另一条是增加来源和保障代谢正常顺畅。

就减少消耗和防止泄漏来说，主要是调整生活方式。28 岁之后，虽然身体很好，但不能玩命地用，干什么事情都要悠着点儿，不要熬夜，不要什么事情都争强好胜，要把节奏放缓一些。

就增加来源和保障代谢来说，主要是养护好脾胃。可以根据自己的身体情况，开始坚持吃一些补气、补血的东西，比如山药、大枣、核桃之类的。光吃进去还不够，还得让垃圾顺畅地从体内排出来，所以，饮食方面，不主张大鱼大肉，最好根据自己脾胃的消化能力，吃些容易消化的、不造成体内垃圾堆积的东西，比如纯天然的蔬菜、水果、鱼虾等。

女子在“五七”35岁时，“阳明脉衰，面始焦，发始堕”。女子在这个时候，阳明脉开始衰了。人身上有几条阳明脉？有两条，一条是足阳明脉，另一条是手阳明脉，分别是足阳明胃经、手阳明大肠经。我们只要记着阳明脉就行了，因为阳明脉总是先衰。在三条阳脉当中，阳明脉是阳气最足的，它多气多血，所以它最先衰。阳明脉是怎么走的呢？它沿着手臂外侧的前缘，一直走到头面部，走到眼睛这里，分布到头面部。所以阳明脉一衰，“面始焦”，我们的面部就开始变得焦黄了。

手阳明大肠经上有一个穴位，叫合谷穴，就在我们手背上虎口的后面。有一个很简单的定位方法，我们把左手的虎口展开，用右手的大拇指的靠近指尖的那一道横纹对齐左手的虎口边缘，然后右手大拇指沿着左手大拇指和食指之间的缝隙往手背方向一按，大拇指尖按住的这个地方就是合谷穴。一般按下有酸、胀、麻的感觉，就表明这个穴位取对了。如果在这个位置的旁边按，都没有这个位置酸，这个位置最酸，那么表明这个位置就是合谷穴。

合谷穴有什么功能呢？它有一个最大的功能，中医里有一句话叫“面口合谷收”，也就是说，头面部，比如脸上有什么毛病，包括嘴里面的牙齿有什么毛病，我们都可以取合谷穴。比如牙齿痛，右边牙齿痛，取左边合谷穴，左边牙齿痛，取右边合谷穴，很多时候一扎针，牙齿痛马上就好，就不痛了。

我在农村插队的时候当过赤脚医生。当时，我最喜欢的治疗方法就是扎针，尤其碰到牙齿痛的人，我给他一扎，他马上就好了。尤其第一次扎针的人，效果极为明显。还有的人，受到外邪了，嘴突然就歪了，或者脸歪了，都可以扎合谷穴，这叫“面口合谷收”。当然了，嘴歪要警惕，要去大医院看医生，因为这个症状也可能是中风引起的。中风属于中医的重症，得重视，不然可能有危险。

合谷穴是一个长寿穴。为什么合谷穴是一个长寿穴呢？因为《黄帝内经》里说，人的衰老总是阳的先衰。先阳衰，然后阴衰。手足十二正经上一共有六条阳经，手三阳和足三阳。手三阳是手阳明、手太阳、手少阳。手阳明是最靠外的，最靠前端的，所以，手阳明先衰。合谷穴正好在手阳明经上，所以，经常按合谷穴就是养手阳明经的阳气，能够延年益寿。

足阳明经上也有个穴位，这个穴位叫足三里。足三里也是一个长寿穴。我们要经常按压足三里，这样就能延年益寿。合谷穴、足三里穴都是长寿穴。

女子到“五七”35 岁时，阳明脉就开始衰了。阳明脉一衰，“面始焦，发始堕”。所有的阳经都经过头面部，所以阳明脉一衰，人的头面部气血就不足了。其实一过 28 岁，人就开始衰老了。接下来呢，到“五七”35 岁时，女子的阳明脉就开始衰了，“面始焦”，“面焦”就是面部没水分了。所以，对 35 岁的女人而言，使三阳脉的阳气充足、让阳气不衰，这才是最关键的。女性美容最关键的是要让阳气保持旺盛。

中医说，人身上有“四海”，四个大海，一个海是任脉，另一个海是督脉，还有一个海是冲脉，“一源三歧”，这里就有三个海了，再加一个脾胃，脾胃为“水谷之海”，总共就是四个海。

任脉是阴气之海，人身上所有的阴气最后都汇集于任脉。督脉为阳气之海，人身上所有的阳气最后都汇集于督脉。那冲脉是什么海呢？冲脉为血之海。所以，女子到 14 岁的时候，任脉通了，冲脉也盛了，就开始发育，第二性征就明显了。因为这个时候女子“太冲脉盛”，冲脉不是血之海吗，这个血海盛溢了，所以，女子就来月经了，也就是“月事以时下”。这个时候如果男女交合，就可以生孩子了。所以，按照《黄帝内经》的记载，女孩子 14 岁就可以生孩子了。

那我们来看看现在的人。我在养生讲座时经常会问：现在的女孩子多少岁来例假？是提前了，还是推后了？现在大多数女孩子的初潮时间是提前了，不到 14 岁就“月事以时下”。如果早熟，那么就带来了问题——早熟肯定意味着早衰！

所以，中医认为，女性的养生特别要注意冲脉和任脉。有一些临床中医师甚至在诊治男科疾病时，也很重视冲脉的作用，尤其那些与生殖有关的疾病。

下面以女子不排卵导致不能怀孕生孩子为例来说。

不排卵可能由多种原因引起，比如肾虚、气血两虚、血瘀、痰湿阻滞、肝郁等都能影响到冲脉和任脉的功能，导致女子不能怀孕。这个时候就要在针对病因治疗的同时，调理冲任二脉。如果是以虚为主、无卵可排的，中医通常认为难以很快起效，要慢慢调补，会用肉苁蓉、菟丝子、枸杞子、熟地黄、淫羊藿、巴戟天、鹿角、川续断之类补肾气、养气血的药，加上当归、牛膝之类能补又能通的药。如果是单纯的排卵有障碍，中医往往采用开窍活血之品，如细辛、石菖蒲、穿山甲、皂角刺、路路通、川牛膝等，以促进排卵。值得注意的是，这些调养都需要在正规中医师的指导下进行。中药不能乱吃，比如细辛，这个东西是有毒的，是不能自己拿来吃的。

肾气足不足在头发和牙齿上有反映

《黄帝内经》里说到人的生长发育时提到了两个数字节律，女子是“七”，男子是“八”。

《黄帝内经》说女子 7 岁“肾气盛，齿更发长”，意思是说，女子到 7 岁的时候，肾气足了，其表现是“齿更发长”，牙齿换了，头发长长了。牙齿是由谁来主管的？牙齿是由肾来主管的。头发又是由谁来主管的呢？《黄帝内经》里说，肾，“其华在发”。头发也是由肾来主管的。所以，“肾气盛”就反映在牙齿和头发上了。

所以《黄帝内经》在这里讲了，肾气一足了之后，牙齿换了，头发长长了。牙齿是骨头，在里面；头发是往外长的，在外面。这两个相比较而言，齿在里面为阴，发在外面为阳。因为女子为阴，所以先说阴，后说阳。说女子时，《黄帝内经》说“齿更发长”，先说“齿更”，后说“发长”。到说男子的时候，因为男子为阳，所以倒过来说，先说阳，后说阴。《黄帝内经》说男子 8 岁“发长齿更”，先说“发长”，后说“齿更”。但是，它们说的道理都是一样的，那就是人的肾气足了，他外在就会表现出来。比如，我们要看一个人肾气足不足，看他的头发和牙齿就能知道。

中医上讲，人体有三个“余”：头发是“血之余”，牙齿是“骨之余”，指甲、趾甲是“筋之余”。“余”字在今天有多余、剩余、残留的意思，它还有一个更古一点的意思，就是“饱和富饶”的意思。

中国古代的文人也讲“三余”，文人的“三余”是说，冬天是“岁之余”，是一年之中富余出来的、空闲出来的时间；夜晚为“日之余”，是一天之中多余、富余出来的时间；天阴下雨的时候是“时之余”，天阴下雨也是可以富余、空闲出来的时间。

回过头来，我们看中医所说的三个“余”：头发是血的富余，牙齿是骨的富余，指甲之类是筋的富余。所以，一个人的头发的光泽度就跟血的关系最为密切，指甲之类的柔韧性就和筋的关系最为密切，牙齿坚固与否就和骨的关系最为密切。

这三个“余”对老年人来说特别重要。老年人的气血往往不那么充足，一旦不足以养发，头发就会稀疏，而且没有光泽。头发反映出血的状况不好了，这个时候就可以进食一些具有养生补血作用的食物，如枸杞子、大枣、黑芝麻、核桃、黑木耳等。人体气血旺盛了，头发自然就变亮、有光泽了。

老年人的指甲、趾甲常常不如年轻时那么柔韧，为什么呢？因为老年人不以筋骨为能，而“爪为筋之余”。人上年纪后，筋骨一般就衰颓了，爪为筋之余，所以也随之衰颓了。因此，老年人散步时可以穿平底的布鞋，走路的时候经常用脚趾去抓地，有意识地锻炼“爪”，这样可以促进脚部的血液循环，保养筋骨，以延缓衰老。

老年人的牙齿也容易松动，因为齿为骨之余，骨也是由肾所主的，老年人肾衰骨弱，牙齿就容易松动，不如年轻时那么坚固。延缓牙齿衰老的方法是从年轻的时候就开始锻炼“骨之余”——叩齿。

我的父亲是首届国医大师，他到八十多岁了仍然牙齿完好。他有一个方法就是早晚都叩齿，坚持了三四十年。

艾灸关元，强壮元气

任脉、冲脉这两条脉对女子而言很重要，治疗女子的经、带、胎、产诸病都需要考虑任冲二脉。

现在简单说一下这两条脉与男子的关系。

任脉、冲脉这两条脉是同一个来源，都来源于少腹。少腹在哪里呢？就是小腹，“少”就是“小”。小腹里面，在女子是子宫，在男子是精室，子宫与精室都是很关键的位置。

从少腹这一个源上走出了三条脉，一条是任脉，一条是督脉，一条是冲脉，所以叫“一源三歧”，即一个来源走出三条路。那么，它们是怎么走的？

有一条是从前面走过来的，沿着腹部、胸部的中线一直走，走到下巴颏这个地方（最后一个穴位叫承浆穴），这一条叫任脉。

有一条是从后面走过来的，沿着后背的中央一直走，走到头顶，经过头顶的百会穴，然后经过印堂穴（印堂穴又叫“上丹田”），再走到上嘴唇这个地方（督脉在上嘴唇这里的这个穴位叫兑端穴），这一条叫督脉。

还有一条从少腹这个地方走出的脉，这条脉叫冲脉，也就是我们前面所说的太冲脉。冲脉循行的路线非常复杂。冲脉的循行是上下都有的，分好几条。因为冲脉把全身的十二条经脉全部连在一起了，所以它是“十二脉之主”，是“十二经脉之海”。其中有一段冲脉是这么走的：从腹部出来之后，沿着任脉的两侧，循行一段，跟肾经循行的路线差不多。然后，它上入胸中，所以，女子的第二性征就明显了，乳房隆起了；它接着往上走，环嘴唇一周，所以，男子的第二性征就明显了，长胡子了。乳房发育、长胡子都是冲脉盛的表现。

人身上的三条最重要的经脉，发源地都在少腹里面。“一源三歧”也就是一源三流。源在哪里？源就在少腹里面的两肾之间，即“肾间”。或者你简单地记，源就是肾、肾精，因为中医讲，肾为先天之本。肾是根本，是本源。所以，人身的根本、人身的本源就在少腹里面。少腹部有一个特别重要的穴位，很多人都已经知道了，叫关元穴。我们练静养功，很多功法都要求通过守下丹田来收养元气，这个下丹田就在关元穴。

关元穴对养元气而言很重要，那么怎么用呢？一般来说，中医的用法是艾灸。有的古书上甚至说，艾灸关元穴可以让人寒暑不侵、长命百岁。中医古籍里也记载，有一些人确实把艾灸关元穴作为常规的保健养生的方法，尤其在季节更换的时候，古人往往常规性地灸一灸关元穴。

艾灸关元穴一般都采用温和灸，一次灸 10 分钟左右。灸完一次最好隔一天或两天再灸下一次。只要坚持一个月以上，一般都能见到效果。同时，还可以配合着灸一灸足三里穴。

阳气不足的饮食调养

男子阳气不足，对相当一部分人来说，主要是肾阳不足。其主要表现是口干舌燥、喝水多仍然不解渴、排尿多、腰膝酸软无力、身体倦怠提不起精神、大便稀溏或不成形、大便次数多、性功能低下或阳痿早泄等。出现这些症状后，如果情况比较严重，一定要及时找医生治疗。如果不严重，那就可以自己先用食物来调理，或者通过改变生活方式来调理。也可以买点常用的中药来治疗。但是，千万不能一听说什么东西补肾就去买。一定要辨证论治，一定要结合自己的情况进行有针对性的调理。如若不然，有些所谓的“补药”，越吃反而会让病情越严重。

有的年轻人，三十来岁，饮酒无度，夜生活也很丰富，结果伤了肾阳。肾阳衰微了，他就自己买六味地黄丸当壮阳药吃，结果是越吃病情越重，越吃越没有劲。那该怎么办呢？一般来说，这一类人减少房事是第一要务，其次是不饮酒。可以适当饮一些白茅根、蒲公英（黄花苗）泡的茶水，也可以喝竹叶三味汤。只有等虚火下去了，才能吃济生肾气丸、五子衍宗丸、赞育丹、十全大补丸等补益类的中成药。如果除了肾中阳气衰损的症状以外，还有炎症或其他感染类症状，那最好找西医治疗或者中西医结合治疗，并且要到正规医生那里去治疗，千万别乱服药和乱投医。

男子肾中阳气衰损并不是一个不好治的病。中医认为，养阳气重在能吃，特别强调要吃对东西。如果食欲不振，可以先吃点调理脾胃的药，先把食欲提振起来。有些食物不但有温补肾阳的作用，而且味道也不错，比如羊肉、牛肉、胡桃、大葱、大蒜、韭菜、狗肉、鱼、虾、泥鳅等。其中，尤以泥鳅为上品。清炖泥鳅，等炖熟后再适当下韭菜、大葱，是食疗温补肾中阳气的好方法。

因为壮阳之物大多热性较大，所以一定得先把虚火去掉之后才能服用这类东西，并且要尽量炖着吃，不要油炸了吃。

对于肾中阳气不足的男子来说，性生活一定要节制。按照孙思邈《千金翼方》所讲，男子正常的性生活，在春夏季节可以稍多一点儿，在秋冬季节则应少一点儿。一般 20 ～ 30 岁可以 4 天 1 次，30 ～ 40 岁可以 8 天 1 次，40 ～ 50 岁可以 16 天 1 次，50 ～ 60 岁可以 1 个月 1 次，60 岁以后以闭固勿泄为好。身体很好的老年人，也可以两三个月 1 次。

养气七法

儒家的养气功夫主要解决“关系”问题，从伦理方面来养生。人生苦乐，境由心造。

这种领悟或许是我们谈儒家养气时首先需要了解的。孟子在谈到“养浩然之气”的时候，直接明了地说要“持其志，无暴其气”，告诫大家，养气在于善用精力、气力，不任意浪费体力与精神。

节省、积蓄是养气的第一步。元代医学家邹铉他在其续编的《寿亲养老新书》中提出了养气七法：

> 一者少语言，养内气；二者戒色欲，养精气；三者薄滋味，养血气；四者咽津液，养脏气；五者莫嗔怒，养肝气；六者美饮食，养胃气；七者少思虑，养心气。

上述七种方法养七种气，每一种都是通过节省、积蓄来完成的。如果今天那些操劳的白领们学会了这七种方法，至少不会“过劳死”。

第一条是少说话可以养真气。说话太多会损耗真气。古人说“行走勿语，伤气”，意思是，走路的时候不要说话，边走边说是伤气的。多说话损耗的是“元气”，也就是“真气”。所以，平时少说话可以养真气。

第二条是节制色欲可以养精气。这一条在养精的叙述中已经说过，节制色欲可以养精。

第三条是饮食清淡可以养血气。在饮食方面不要贪口舌之欲，吃一些破气、耗气的食物。比如胡椒，清代的医家王士雄说“多食耗气”。又比如槟榔，《本草蒙筌》说“久服则损真气”。再比如我们平日里常常见到的山楂，味道不错，少量吃时可以消食化积，但是吃得太多，就会伤胃气。

第四条是咽津液可以养脏气，尤其可以养肾气。咽津液，就是要咽下口中产生的津液，不要吐口水。这是很多养生功法里都要用到的一个方法。津液被认为是肾精上承而来的，所以很宝贵。古代的养生家都强调，津液不能浪费，不可吐出去而要咽下去。

第五条是节制怒气可以养肝气。中医认为，情志过激是会耗气的。怒气冲冲会使气往上往外发泄，惊悚恐惧会使气散乱不收，过度心花怒放会使气散发掉，过度悲伤、思虑也都会耗气、损气。其中，尤其以发怒最耗气。

第六条是饮食结构合理、方法适宜可以养胃气。这个在养精中已经说得比较清楚了，主要是遵循少、杂、淡、慢、温五个字的原则。

第七条是少思虑可以养心气。想得太多会损耗心气，所以我们不要太钻牛角尖，不要心事重重。只有少思虑，才能减少心气的损耗。

养气七法已经不是纯粹靠呼吸来养气，而是结合了调神、调形，还包括了生活的各个方面。只有这样，才能掌握养气的方法，得到养气的真谛，达到祛病延年的目的。

行气四十五字诀

如果对于那些操劳过度的“拼命三郎”而言，首先需要学习的是不再继续胡乱损耗自己身体的“正气”，学会蓄气，那么对于那些感到工作、生活压力很大，同时又觉得工作和生活平淡重复、枯燥无味、心累而没多少激情的人而言，当务之急则是要懂得“行气”。因为到这个时候，他们面对的是一种心理能量被消耗殆尽的状态，身体疲劳，情绪低落，觉得自己的工作没有价值。他们工作积极性不高，整个生活都处于一种低落状态，给别人的感觉是死气沉沉的。

有了“死气”就得想办法让它“活”起来，这就需要转换思路来解决问题。这个时候我们一定要牢记：心理能量被耗光既是危险的，也是机遇，因为这将给补充新的能量提供机会。在死气沉沉的状态下，首先要做的是静下来，什么都不要着急去做，先把自己那点“心气”理顺了再说，然后再一点一点地慢慢将养。这个方法其实古人很早就告诉我们了。目前所见到的最早记载，可以追溯到战国时期的《行气玉佩铭》。

1975 年在发掘长沙马王堆藩王墓葬时发现了一个 12 面棱柱体的杖首。这个杖首是一个玉琮，有 12 个面，中间是空的。玉琮的每一面上都刻了3个字，加上重文符号，一共是45个字，记述了通过“行气”来养生的要领。这45个字是迄今发现的关于“气功”的最早的记载。

著名学者郭沫若先生对这45个字做了释读。他释读为：

行气，深则蓄，蓄则伸，伸则下，下则定，定则固，固则萌，萌则长，长则退，退则天。天几舂在上，地几舂在下。顺则生，逆则死。

这段话的大意为：行气时要深深地吸气，让体内的气蓄积增多，然后引气下伸，稍停，意固气于下焦；然后缓缓呼出，如草木之萌芽，缓缓往上长，与下伸的道路相反而退出，退到极致即缓缓呼气，直到腹中秽气全部呼出为止。这样，天机便朝上萌动，地机便朝下萌动。顺应这个方法则养生延年，违逆这个方法则招致死亡。

“行气，深则蓄”，行气的第一步是“深”。深不仅指呼吸要深长，更主要指气要往深部行，往下沉，沉到下丹田，在下丹田蓄积。

“蓄则伸”，气深行到下丹田蓄积起来，越积越多，积蓄到一定程度，充盛后就会满溢，就会自然地布散伸展开来，就会往上长出来。

“伸则下”，气这么长，长到头了就会下行，即长到上丹田的时候，气自然会往下行。

“下则定”，气下行到下丹田，这个时候，气在下丹田这里要定住。

“定则固”，气定住之后，自然就在下丹田这里巩固住了，变得很坚实。所以，按照古人的描述，当养气的功夫练到一定程度，你会觉得这个气越来越实在，好像在下丹田那里有一个东西一样。根据古人的描述，有的人在下丹田炼成的那个丹，别人都能摸得着。气在下丹田变实在了，变得很坚实。

“固则萌”，气被炼得坚实、凝实之后，就会萌发，就会发芽。这里的描述其实已经和后来所谓的“丹道”很类似了。

“萌则长”，萌发以后，气就继续往上长。

“长则退”，后人解释这句话时，说这里长的是阳气。阳气往上长，相对应的就是阴气往下退。后世的丹道，对阳气怎么长、什么时候长，阴气怎么退、什么时候退，都有详细的描述。在丹道里，这些内容被称为“火候”，长和退都要讲究“火候”。阳长阴退，阴一直退，退到最后，就只剩下阳了。人只剩下阳了，这就是“纯阳之体”。

“退则天”，天在哪里呢？人身上的天在哪里？人身上的天就是头。再具体一点，天在头上的哪里呢？就在头顶的百会穴那里。按照道教修炼的说法，当一个人把阴的东西全部退尽以后，这个人的纯阳之体就可以从“天”这个位置出来，也就是从百会穴那里走出来，这叫“出阳神”。

“天几春在上，地几春在下”，这个“几”字通“木”字旁的那个“机”字，这个“春”字就相当于“关口”的意思。天机的关口开在上边，地机的关口开在下边。对于这个“关口”的位置，后世有多种理解，有一种说法认为：天机的关口在上边，就在上边的百会穴；地机的关口在下边，就在下边的会阴穴。所以，这两个穴位非常重要，一个是天机发动的地方，一个是地机发动的地方。

“顺则生，逆则死”，意思是说，人要是顺应这种养气的思路，那他就能得到长生。人要是违背这种养气的思路，那他就会死。

慢呼吸守气法

觉得生活平淡重复，觉得工作索然无味，厌倦工作，明天根本就不想去上班……当这些感受出现，同时自我评估又发现自己还有工作能力，仅仅是丧失了工作的动力，这个时候，我们就是陷入了一种职场流行病——“职业枯竭”。前面我们已经给这种死气沉沉的人开出了方子，得先静下来，理顺心气，然后慢慢将养，气就会长出来，并且茁壮起来。

“守气”是为了持久地保持动力。这种动力来源于内部，而不是来源于外部。“守气”守的是什么？就是守住我们内在的本然需求。用我们中华文化的术语来说，也就是守住事情内在的那个“道”。领悟并且守住那个“道”，就能健康、快乐，富有智慧。

应该说，各行各业都有自己的“道”。《论语》里说“虽小道，必有可观者也”“百工居肆以成其事，君子学以致其道”。做陶器的工匠、织布匹的工匠、做车辆的工匠整天都按照一道工序一道工序地去做，虽然是小的技艺，但也自有乐趣，自有可取之处。相反，如果守着这些具体的实务不去做，而整日高谈“大道”，势必陷入“皮之不存，毛将焉附”的尴尬境地。

那么，怎么才能让“小道”也可观？其实前面我们已经讲过，就是要专注。前面我们讲过，黄帝小的时候“幼而徇齐”，黄帝在幼小的时候，做事情就很敏捷。小孩子做事情总是非常快，想做什么事情就会立即去做，不会瞻前顾后、犹豫不决。小孩子都是这样的。

做事情专注是一个很好的习惯。更可贵的是，小孩子做事情能符合其最本真的判断，不受那些世俗观念的干扰。比如，那个小孩子看到那儿有一朵花，他就会一下子把那朵花给抓住，而不管花上有没有刺、有没有毒，也不管脚下的路有多么坎坷不平。可是等长大以后，由于社会竞争激烈，选择又多，困惑就多了。我们成年人现在想要什么东西，会瞻前顾后、左思右想。我们做选择的时候，会犹豫不决、左右摇摆。人一旦考虑问题太多了，就不天真了，就迷失了，就忘记了自己内在的需求。

所以，要想“守气”，就需要回到天真的状态，回到“幼而徇齐”的状态。“幼而徇齐”就是要专一，要专心一致、全神贯注。“幼而徇齐”时，我们做任何事情都真实、专一。

“内求”加上“专注”就能守住刚刚长起来的气。但是，我们中国的学问往往会强调“中庸”，所以太专注也不是好的守气法，反而会耗气、损气。比如，《文心雕龙·养气》就说，“钻砺过分，则神疲而气衰”。我们看一看最近调查发现的危害现代人身体健康的 10 个生活小习惯，也能体会到这一点。

这 10 个生活小习惯按升序排列是：喝过量的咖啡或茶、喜欢烫的食物、喝水少、用力排便、弯腰搬重物、在电脑前连续坐 3 个小时以上、睡醒来就立即坐起下床、如厕看报、跷二郎腿、缺乏运动。

这些习惯除了科学知识少所致外，基本都是忘掉了中庸之道所致。比如，喝过量的咖啡或茶、喜欢烫的食物、喝水少、缺乏运动等，都是没有“守中”，要么过少，要么过多，都不是健康的生活方式。

守气贵“中”还有一层意思，就是要缓缓地过渡。按照古人的话说，就是：

> 当于动中习存，应中习定，使此身常在太和元气中。

具体怎么做呢？古人起床的时候，不会一睁眼就立即坐起来，因为这时是从静到动的转换，要“稍动其身，或伸手足，如按摩状”，也就是让身体稍稍活动一下，然后再起身下床。这个道理是可以推广的。如果刚刚运动完，也不要立即停下来，同样要“先徐行数步，稍伸其气，渐放身体”，同样要缓缓地过渡、慢慢地放松，然后再静止下来。

遵照这个道理，弯腰搬重物自然也是不妥当的，正确的做法是：屈膝、垂髋、弯腰、理气，然后搬东西。

至于如厕看报、在电脑前连续坐 3 个小时以上，则在于太专注。太专注也是不中庸的，也对健康不利。最后剩下的一个跷二郎腿则与礼仪、习惯有关。儒家养气重礼仪，强调“克己复礼”。

现在我就介绍一下古人的守气法。古人这么说：

> 养气者，行欲徐而稳，立欲定而恭，坐欲端而直，声欲低而和，种种施为，须端详闲泰。

古人的意思是，走路的时候不要蹦蹦跳跳、东倒西歪，要徐徐而行、走得稳稳当当的；站立的时候要很镇定，要有恭敬心；坐姿要端正挺直，声音要低稳和悦……总之，要端正、安详、闲适、泰然。

具体怎么做呢？我这里只就呼吸一项来谈具体怎么“守气”、怎么呼吸才能健康长寿。其实，做法很简单，就是要做到慢呼吸。中国道教协会前会长任法融也认为，养生就是要把呼吸放慢。他说：“如果一呼一吸，你能走 30 步，走 30 步而不是跑 30 步，那你绝对就会长寿，就健康。”

老百姓有一句俗话，“一口气爬上山”，如果这是说你的，那就是夸你身体棒。你能一口气爬上山，说明你身体很健康。

后来我琢磨：“什么叫‘一口气爬上山’？这用的是什么样的一种呼吸方法呢？”有一天，我突然明白了，古人的这个描述不一定全部是夸张，说不定真的有某个古人，一呼一吸，换一口气，就爬上山了。我发现，古人还记载了一种呼吸法，叫“踵息”。“踵”就是脚后跟，“踵吸”就是用脚后跟呼吸。

现在来看，用脚后跟呼吸当然不可能了，我反正还没做到。但是，我在爬山的时候，我会把所有的注意力都集中在脚后跟上。这个时候，我觉得脚后跟不是往下坠，而是往上升。所以，我爬山爬得很快。

这里我给大家介绍一个经验：爬山时，你不要想着是在爬山。你就想，气在脚后跟，脚后跟往上升，呼呼生风，这就能“一口气爬上山”。

“清、慎、勤”三字养气法

养气说到这里，我们会发现，养气的道理其实很简单，我们每个人都知道。为什么我们很多道理都知道，却做不到？原因就在于习气的形成太容易了，而且不容易去除。

在佛家的学说中，“习气”是一个专门的术语。“习气”里面又分出很多种类，很多缘起、次第等。我们这里只说一说对“习气”最简单的理解。简单地说，“习气”就是潜意识里驱使人习惯性地那么想、那么做的一个东西。比如，你起了一个心思、动了一个念头、说了一句话、做了一件事，这会同时感应而生出两种种子：业种子和习气种子。假如你以嗔心杀生，那么你就造了一分杀业，往后因缘成熟时，你要还他一命；同时，你还积攒了一分习气，以后遇到同类的生命时，你会自然而然地再起杀心。

我们都生活在滚滚红尘里，每个人都沾染了一些习气。如果我们一点儿习气都没有，那我们就成佛、成圣了。当然，大家不必灰心，圣贤也都是从普通人修养出来的。

曾国藩 30 岁出头的时候总结自己的毛病就至少有四个：第一个是浮躁，第二个是傲慢，第三个是虚伪，第四个是好色。下面具体说说。

第一个毛病，浮躁。曾国藩年轻的时候非常好交际，不怎么能静下来做学问。所以，他在北京生活的头两年的日记中，经常反省自己的这个缺点。他说他“本要用功”，却“日日玩憩”，结果“因循过日，故日日无可记录”。

第二个毛病，傲慢。曾国藩的傲慢就表现得更早了。他上北京之前，他的老祖父就曾经告诫他：“尔的才是好的，尔的官是做不尽的，尔若不傲，更好全了。”曾国藩的祖父识字不多，他跟曾国藩说，你的才华是很好的，你的官也是做不完的，如果你不那么傲，你就什么都好了。因为性格高傲、脾气火暴，曾国藩到北京的头几年，还与别人打过两次大架。

第三个毛病，虚伪。曾国藩对人有几副面孔。比如，有一次他的朋友黎吉云来做客。黎吉云新近作了几首诗，就一并拿给曾国藩看。曾国藩嘴上说着“你这个诗作得太好了”，可是他自己心里知道，这赞叹之词并非发自内心。而且聊着聊着，曾国藩就开始故意显摆自己的高深，夸夸其谈起来。

第四个毛病，好色。比如，他在朋友家看到主妇，“注视数次，大无礼”。他多看了女主人几眼。在另一个朋友的家里见到朋友的几个漂亮的姬妾，他“目屡邪视”，多次去看那些漂亮的“服务生”。曾国藩对自己好色这个毛病很痛恨。他说自己“耻心丧尽”，骂自己真不是人。

为了改掉这几个毛病，曾国藩有他自己的办法。这办法，用他自己的话来说就是3个字12句话。3个字是“清、慎、勤”，每个字又分别用了4句话来解释，一共12句话。

“清”字的4句话是“名利两淡，寡欲清心，一介不苟，鬼伏神钦”，意思是要把名利看淡了，要廉洁守法，不属于自己的东西一点儿也不拿，做到连鬼神都钦服。

“慎”字的4句话是“战战兢兢，死而后已，行有不得，反求诸己”，意思是做事情要勤勉谨慎，有一股子置之死地而后生的投入，一旦事情失败，就要从自身找原因。

“勤”字的4句话是“手眼俱到，心力交瘁，困知勉行，夜以继日”，意思是要脚踏实地、知行合一，要勤奋，要没日没夜地干。也就是说，做事情要持之以恒。

曾国藩还说：“此十二语者，吾当守之终身。”他要求自己一辈子都按照这12句话来做。由此可见，改掉毛病、去除习气不是朝夕之功，必须持之以恒。

真正做到去除习气是比较难的，因为习气总是很隐蔽、很细微。去除习气一个总的方法就是坚持正确的做法并且持之以恒。在这方面，国医大师任继学是我们的榜样。任老特别喜欢看书，而且他看书的时候一定会端正坐姿，就是身子坐得笔直笔直的。他说，这样可以使气血调和，有利于养脑。除此之外，任老还有一个诀窍：午休。午休没什么了不起的，了不起的是他坚持了40年。所以，任老说，光知道什么是好习惯、什么是坏习惯，这并不是最重要的，最重要的是把好习惯坚持下去。

“和气”养气法

如果在紧张繁杂的工作中懂得了蓄气而不耗气，在一团死气中领悟了行气、生气的法门，等新的气慢慢长出来以后，也懂得守中庸，懂得内求自身本来的需要而不再重复“拼命三郎”的生活，还能够持之以恒地修正身上的习气，那么我们说，这个人在工作中和社会上基本上是没有什么问题了，一般都能得到认可，并且取得不错的成绩。

但是，仅仅解决这些问题还不够，因为我们中国人特别重视社会生活中的另一维度：家庭生活。家庭生活的质量直接关系到一个人的生存质量。不喜欢这个工作了，可以换一个工作，只要不是什么工作都不喜欢就问题不大。但是，家不同。家家有本难念的经。家里有难念的经，能换一个家吗？客观地说，换一个家的成本太高，一般人都不会这么选择。

所以，下班回到家里，“经”再难念也得接着念，还得尽量把它念好。在现在这么一个竞争激烈的时代背景下，有时候我们会很无奈地发现，一些能成功应对工作的人却未必也能在家庭生活中得心应手。比如，一些中年的、成功的企业家就曾自嘲地描述自己的生活状况：“家庭进入分裂期，夫妻进入凉拌期。”

儒家理想里父慈子孝、兄友弟恭、夫唱妇随的状态貌似与我们眼中的现实世界不甚相符。为什么会这样呢？原因很简单，我们现在往往因为心太急而忽略了儒家思想的核心理念，单单依据自己的需求而要求对方：做父母的只希望子女孝，做子女的只希望父母慈，做丈夫的只想着在家里大权独揽，做妻子的只想着丈夫立言、立德、立功……这种心态往往会使人忽略掉自己的养气功夫，双方自然会陷入互相指责埋怨的境地。

儒家处理关系问题的核心思想是一个“仁”字，思维方法是“推己及人”，起点是自然而然的亲情。比如，“幼而知爱其亲，长而知敬其兄”，这并不需要特别的灌输与教育，是自然而然就具有的，只要加以保护、培养，就能够“扩充”。扩而充之，儒家在讨论夫妻关系的根基时也强调真情，所谓“相敬如宾”，不仅仅是表面上的礼节仪式，而是对对方的一种尊敬，出于真情、真爱。夫妻关系不只是妻子对丈夫如此，丈夫对妻子也应如此。现代家庭不能像古代那样，讲究一套礼仪，但内心对对方的尊敬仍然是需要的，并且也要有相应的形式。只有这样，才能建立稳固而和谐的家庭关系。

关于具体的操作技巧，孟子其实也讲到了。孟子说：“我知言，我善养吾浩然之气。”养气须知言、知言可养气，两者相辅相成，共同构成一个无始无终的循环。

什么是“知言”？孟子的解释是“诐辞知其所蔽，淫辞知其所陷，邪辞知其所离，遁辞知其所穷”，也就是说，要有辨别言辞的能力。

中文的表达很有意思，很多时候，你根据字面去理解会闹误会。但是，这种理解能力能培养。培养的重点有两个方面，一方面是理解语言的能力，更重要的是另一方面，理解情绪的能力。人跟人之间的交往要有感应，要明白对方的感受。怎么才能做到？这就要通过“气”来沟通。这种心灵的沟通，重点在于把握一个“和”字。

“和”包括大和、中和、和合、保和。现在我们提倡“和谐社会”是非常符合我们传统文化中“和”的精神的。

大和，这是一个目标，是一个极高的境界。具体地说，它包括了人与天地的和谐，人与人的和谐，人自身心身的和谐。

中和，这要求我们走中道，中庸，不偏激，这也是我们中华文化绵延五千年而没有中断的一个相当重要的原因。

和合，这要求我们合作、沟通、互动、互让，这是处理人与人之间关系的一个基本准则。现在有很多人之所以罹患精神疾病，是与他们没有和合精神有很大关系的，他们往往不善于沟通。这在企业家或白领阶层是一个比较普遍存在的问题。

保和，这是要我们持之以恒地把大和的精神深入下去、坚持下去。

在“和”上面，怎么能做到沟通、怎么能做到和合，我想至少应该分三个层次。

第一，知道别人、了解别人。西方有一个叫作“领导风格”的测试，通过这个测试，能了解这个领导是什么样的人。这个测试把领导风格分为五型：老虎型、孔雀型、变色龙型、考拉型、猫头鹰型。这个分法与我们中国的五行人格的分法非常相近。而我们的五行人格里面，比这个“领导风格”的测试还多了一个内容，就是增加了五行人格之间的相生、相克、相冲、相行、相害等关系。五行人格考虑了五行之间的关系。我们已经初步研发了一个五行人格系统。知道别人、了解别人，这是达到“和合”的第一步。首先知道别人、了解别人，然后再跟他沟通。

第二，诚心诚意地赞美别人，发自内心地欣赏别人。在赞美别人的时候要注意技巧，赞美了以后，不要说“但是”。有一个小故事讲，古代有一个秀才，他很会作诗。他看到对面来了一个女子，马上写了一首诗：“远看一姑娘，近看一朵花。”这个女子非常高兴。可是，秀才接着说道："足有三寸长，但是是横量。"这个女子非常生气，就把这个秀才告到县官那里去了。县官的名字叫西坡，这个秀才又作诗了。他说："古代有东坡，现在有西坡。西坡比东坡，但是差很多。"这个县官也非常生气，就把这个秀才拉出去充军了。充军到了襄阳，秀才的舅舅就住在襄阳这个地方。舅舅见到秀才之后，两人抱头痛哭。这个时候，这个秀才又作出一首诗来了："发配到襄阳，见舅如见娘。相对泪汪汪，但是只三行。"因为他的舅舅是独眼。他的舅舅也非常生气。这个秀才前面都是诚心诚意地赞美别人，而后面一说"但是"，一转折，赞美的意思一下子就一落千丈了。所以说，赞美别人要讲究技巧。

第三，应该沟通。很多矛盾都是不沟通所致。《易经》里面有否、泰两个卦，它们是成语"否极泰来"的出处。否卦是天在上、地在下，泰卦是地在上、天在下。为什么泰卦地在上、天在下，是好的，是泰，而否卦天在上、地在下是不好的，是否呢？原因就在于否卦上下没有沟通。有沟通的就是好的，是泰卦；没有沟通的就是不好的，是否卦。天气是往上升的，地气是往下降的。否卦的格局就是，位于上面的属阳的天气继续往上升，而位于下面的属阴的地气继续往下降，这两者没有沟通，所以就不好。而泰卦是天在下，地在上。天在下，位于下面的天气往上升；地在上，位于上面的地气往下降。这两者有沟通，所以就安泰了。

所以，我经常跟企业家们讲，在一个家庭里，男的应该处下，应该谦逊低调；女的应该处上，应该被尊敬。

“止怒反省”养气法

当在工作上和生活中碰到不顺心的事情时，我们中华文化一直强调多从自身找原因，所谓“吾日三省吾身：为人谋而不忠乎？与朋友交而不信乎？传不习乎？”。而且，正如我们前面一直强调的那样，想要解决这些麻烦，主要还是要在养气方面下功夫。

但是，我们也无奈地发现，有很多事情的不顺，往往不太容易归因于我们自身，外在的环境、个人的际遇等也是非常重要的影响因素。

每个人都会碰到烦心事。有的人一烦躁起来就容易发脾气，爱批评人和事，于是，“愤青”这个词就在网络上被频繁使用。“愤青”特指那些对社会现状不满而急于改变现状的青年。客观地说，社会、工作、生活的方方面面几乎没有什么不能成为我们抱怨的对象。批评社会或者别的什么只是我们厌恶自身面临的种种问题时的一种态度，而批评或抱怨对解决问题本身并无太多益处。更要命的是，许多时候我们并不是意识不到我们的抱怨，但就是不愿意直面问题，也不愿对这种态度做出改变。因为，抱怨最省力气，也最不用担责任。更有甚者，随着抱怨成为习惯，一旦陷入习惯的沼泽，他就更不知道如何改变了。

还有一种类型的“愤青”，他是一边抱怨着，还一边也像他所指责的那样生活、工作着。还有一些人，自命“草根”，在网络上批评得很带劲，而事实上，他并不是真的“草根”。

不过，说出批评意见不完全是坏事情，因为批评代表着希望改变。希望改变不如意的现状，这大概是人的本性。《易经》里讲，“变则通，通则久”。世间万象，唯有“变”是永恒的。只要抱怨、批评所带来的消极作用被意识到了，改变的欲望就会自然生起。真要做到停止口头的批评和抱怨，行动起来做点什么来改变，按照儒家的传统，则应从“修身”开始，并且要始终围绕修身展开，所谓“一是皆以修身为本”。

要“修身”，得先把自己修炼得有大气度。这种养气功夫早在孟子时代就已经讨论过。孟子说：

> 可欲之谓善，有诸己之谓信，充实之谓美，充实而有光辉之谓大，大而化之之谓圣，圣而不可知之之谓神。

这段话专门阐述了养气修心之道的次第。首先是人要有修身的意识，要真的从内心感到自己有修身的需要。有了这个意识、这个想法，就是好消息，就是善。然后就是修身的功夫必须在自己的身心上获得效验，有实践，有体验，这样方能生起对修身的正确信念。由此再进一步，“充实之谓美”，巩固和充实这些修身而来的好的方面，这是美好的。接着还要“大而化之”，把这些好的方面推广应用到更多的领域，直到“圣而不可知之之谓神”的境界，即达到“我善养吾浩然之气”的境界。

一个人如果通过修身而有了孟子所说的“浩然之气”，也会有一些外在的征象，按照孟子的记载就是：“其生色也，睟然见于面，盎于背，施于四体，四体不言而喻。”一句话就是，他举手投足之间自然而然地流露出一种气度、一种风范。

北宋时，张载把儒家的修养气度概括成了四句话：

为天地立心，为生民立命，为往圣继绝学，为万世开太平。

这四句话的气量太大了，表达了儒者的襟怀。

第一句，“为天地立心”。按照老子的说法，“天地不仁，以万物为刍狗”，天地是没有什么偏见的，是堂堂正正的，同时天地又是生生不息、生化万物的。所以，“为天地立心”有两点：一是立心要正，二是要体悟天地的生生之德。

第二句，“为生民立命”，就是让老百姓都能“安身立命”，让老百姓都能明白自己的天命，知道有所作为，也知道止于至善。

第三句，“为往圣继绝学”，就是强调道统的传承是儒家学说的代表性特征，修身的学问不是无源之水，而是有传承的，修习儒学的人都应自觉地有一种文化的担当，都应自觉地担当起传道的责任。

第四句，“为万世开太平”，就是要开出太平盛世，而且不是一时一世，而是千秋万世。

这几句话中流露出来的大气概就是儒家修身养气所展现出的精神风貌。

儒家的这种养气功夫传承到苏辙的时候，苏辙做了更具体的展开。苏辙和苏轼是兄弟，《宋史》里记载，苏辙这个人是：“性沉静简洁，为文汪洋淡泊，似其为人。”

与其兄长苏轼相比较，苏辙少了一些潇洒随性、奔放豪迈，而多了一些厚重笃实和沉稳干练。苏辙说，“文者，气之所形”，美妙的文章是“气”的形象的表现，而“文不可以学而能”，想要通过学习模范而写出好文章来基本没什么希望；但是，“气可以养而致”，“气”是可以通过修养而得到的。怎么“养而致”呢？苏辙具体化了两个方面：一个是加强内心的修养，这个和孟子、张载所说的内容是一致的；另一个是要依赖丰富的生活阅历。苏辙说司马迁写的《史记》有“奇气”，非常欣赏司马迁周游天下名山大川与燕赵之地，与英雄豪杰交游的人生经历。简单地说，就是要“读万卷书，行万里路”。

司马迁概括了他自己是怎么写出《史记》的。他用了三句话：究天人之际，通古今之变，成一家之言。“究天人之际”是哲学，就是追问与天、地、人有关的终极问题；“通古今之变”是历史，就是审鉴历史得失，传承人本精神；“成一家之言”是文学，就是把囊括了宇宙的那种气度通过文字表现出来。于是，我们就看到了《史记》的“气勇”。《史记》表现出了一种勇于担当的气概。

“调息”养气法

现在我们很多人生活的节奏很快，整天急急忙忙的。我经常问大家：“我们要着什么急？有什么可着急的？”虽然我们每个人都各不相同，但有两样东西是人人都相同的，那就是我们的始点和终点。人生只有一种结果，每个人都如此，那就是死亡。我们要着什么急呢？太着急，那叫“赶死”；始终不动弹，尸位素餐，那叫“等死”。所以，我们要把人生放慢，把呼吸放慢，要学会欣赏、享受人生这个美丽的过程。

把呼吸放慢也就是“调息”。调息不是指一大口气一大口气地呼吸。我们首先要弄明白，我们要调的这个“息”是什么样子的。按照修禅调息的分类，这个“息”总共有四种。

第一种叫“风”，是“鼻息往来有声”，就是气吸进去、呼出来声响很大。这种呼吸不能守，守这种呼吸反而会使气散掉。

第二种叫“喘”，“虽无声而鼻中涩滞”，虽然气呼出来、吸进去不是呼哧呼哧的声响很大，却鼻中感到呼吸不畅。这种“喘”也不能守，“守喘则结”，守这种呼吸会让气机郁结。

第三种叫“气”，是“不声不滞而往来有迹者”，气呼出来、吸进去没有声响也不涩滞，但是呼出、吸进还是有痕迹可察的。这种“气”也不可守，“守气则劳”，守这种呼吸会让气耗损掉。

第四种叫“息”，是“不出不入之义”，如果使用这种呼吸法，从外在征象看不出是在呼还是在吸，“绵绵密密，幽幽微微，呼则百骸万窍气随以出，吸则百骸万窍气随以入”，呼吸的气息很细密，很绵长，幽微而不能觉察。呼的时候四肢百骸和周身孔窍都随之绽开，气机随之而往外排出；吸的时候四肢百骸和周身孔窍都随之缩回，气机随之而向内吸入。这种“息”是真正可守的。所谓的“调息”，就是要调成这第四种呼吸。具体怎么做呢？

我整理了一套很简单的调息方法。

老子曾说过，天地就像一个风箱。我们人体里也有一个风箱，我们在腹部可以体会到。人呼吸时实际上是在拉风箱，腹部隆起、收缩就像拉风箱。练习慢呼吸，就是要在人体的这个“风箱”上下功夫。

刚开始的时候，你可以有意地关注呼气和吸气。渐渐地，你就不要太在意呼吸本身，而要把注意力集中在下腹部。只关注下腹部的升降、起落。升起的时候，腹部要隆起到顶点，收缩的时候，腹部也要收缩到极致，这样就把呼吸放慢了。起、落一开始要用点力，渐渐地，就不必再用力了，就变得非常自然了。每次练习这种慢呼吸至少要做60次，每天至少要做2遍，这样就能逐渐地让这种慢呼吸变成一种非常自然的呼吸了。

我所主张的慢呼吸有4个要求：深、长、匀、细。

“深”是指深呼吸，就是一呼一吸都要做到头；“长”是指呼吸的时间要拉长，要放慢速度；“匀”是指呼吸的节律要匀称；“细”是指呼吸的气息要细微，不能粗猛，也就是要做到前面所说的“绵绵密密，幽幽微微”。

一开始的时候，你要有意识地按照这4个要求去练。久而久之，你的呼吸就会变得自然而然了。要注意，应该“吸入一大片，呼出一条线”。吸进来的是自然环境中的清气，要吸入一大片；呼出去的是体内的浊气，要慢慢呼出，呼出一条线。

当然，还有一点很重要，那就是要用鼻子呼吸，不要用嘴呼吸。到一定的时候你能体会到，用鼻子呼吸时，左右两个鼻孔呼吸的力度可能是不一样的，吸进去的气是不同的。再经过一段时间的练习你会发现，左右两个鼻孔之间的气在那里循环。

《黄帝内经》呼吸养气法

把呼吸放慢是一种有效的养气方法。

我们要争取把一呼一吸的时间放慢到 6.4 秒，并且形成习惯。

练的时候，建议大家先练习顺呼吸，而不要急着练习逆呼吸，因为逆呼吸练不好容易出岔子，也就是俗话所说的“走火入魔”。

在这里我先介绍一种普通大众就可以用上的行气方法。这个方法是《黄帝内经》里记载、我整理出来的，叫“五十营呼吸法”。

《黄帝内经》说，天上有一种气在绕着二十八宿运行，每一天运行五十周。天上的这种气乃生命之本，这种气的运行就是“五十营”。那么在人身上呢？在人身上怎么体现“五十营”？人身上不是有营气、卫气吗？人顺应天道的规律，营气和卫气每一天也应运行五十周。这样的话，我们算一下，就是每二百七十次呼吸则营卫之气运行一周。这样折算下来之后，一息应该是 6.4 秒。也就是，一呼一吸用的时间应该是 6.4 秒。

我们现在正常人的一呼一吸所用的时间是多少秒呢？我经常在讲课时让学员自己测。很多人发现，他一呼一吸所用时间也就三四秒。也就是说，现在普通人的正常呼吸和“五十营呼吸法”比起来快了很多。我们现在的一呼一吸太快了，比《黄帝内经》记载的标准节律快了一倍。所以，我们要放慢呼吸。

要慢慢地练习慢呼吸，最好达到一呼一吸所用的时间在 6.4 秒左右。这就是“五十营呼吸法”。

当然，你需要练习到自然呼吸就这么慢，而不是靠刻意控制才慢下来。

这里还有一个标准：你不能只把呼吸控制住，让呼吸慢下来了，而心却还是怦怦地跳得很快，那是没有用的。正常的呼吸和心跳之间的比例应该是“一息四至”，也就是一呼一吸之间心跳 4 次。

“周天宗气”养气法

“气”分为“先天之气”和“后天之气”。

“先天之气”是指我们前面已经谈到过的“真阳之气”。在“先天之气”的问题上，各家基本没有什么争议，所以我们放在一开头就讲了，即“人之大宝，只此一息真阳”。

关于“后天之气”，说法就比较多了。有的说它指的是脾胃之气，有的说它指的是宗气。在这里，我们取一种说法：一个人的“后天之气”指的就是他的“宗气”。

什么是“宗气”？我们前面已经解释过了。在这里我们主要提出：“宗气”是可以通过练习来养的。通过练习什么来养？那就是主要通过练习呼吸来养。

我们都会呼吸，都会自然呼吸，也就是“顺呼吸”。在我们不关注的情况下自然而然地呼吸叫自然呼吸。而我们养后天宗气的呼吸与自然呼吸有区别。我们要用练习“逆呼吸”来养宗气。“逆呼吸”跟“顺呼吸”的区别就在于，“逆呼吸”在呼气的时候，体内的气是往下走的，所以胸、腹依次隆起。同样地，“逆呼吸”在吸气的时候，体内的气是往上走的，所以腹、胸依次收缩。我们在练习逆呼吸的时候，先不要管怎么吸气，而只管怎么呼气。

严格地说，逆呼吸时，体内之气的升降是循着任督二脉走行的，这也刚好是小周天的路径。呼气的时候，体内之气下行，循任脉的路径从人体前面的正中线往下走。下行走任脉一般都不会产生误解，大多数人自然都是这么理解的。而吸气的时候，体内的气往上升，上升的路线是沿着督脉走的。这一点很容易被误解。而且，在实际练习中，吸气的路线也最容易出差错。吸气时，很多人感觉到气是在往上走，但是不是从督脉往上走，而是要么还是从前面的任脉往上走，要么是从背部的膀胱经往上走。因为想要让气从督脉往上走，需要很深的功夫才能做到。按照道家丹道修炼的说法，只有当后天之气被“炼”成先天的元气时，才可能沿着督脉往上升，而且它往上升需要的力量很大。

丹道修炼里说，元气沿督脉上行需要“过三关”。这三关很难过去，丹道形象地比喻成需要用牛车、鹿车、羊车拉着过关。所以，如果你本身体内的气还不足的话，等到气到督脉，你往往就会走火入魔。

因此，练习逆呼吸的时候，我们只管呼气。呼气时，气往下走，先是中丹田发热，然后是下丹田发热，这样练就可以了。呼气，气往下走，下丹田就隆起。所以，呼气时腹部隆起，吸气时腹部收缩，这就是逆呼吸。

道教修炼中有一句话，“顺者为人逆为仙，只在其中颠倒颠”，“逆”，你就会成仙。“逆”的方法要求很多，练逆呼吸就是其中很重要的一条。

现在，我们来谈一谈练逆呼吸的具体方法：

首先要端正地坐在椅子上，两腿分开，与肩同宽，含胸拔背，手结定印（双手仰放于下腹前，右手置于左手上，两拇指的指端相接），放在下丹田处，头正，颈松，下颌内收，舌抵上颚，然后再开始练习。

第一个阶段是逐渐进入逆呼吸的阶段。我们先关注呼气。呼气时，气往下行，先到达中丹田。每一次呼气，都要意守中丹田。每呼气一次，中丹田就感到发热一次。吸气的时候，意念仍然停留在中丹田。然后，逐渐加大呼气的力度，使呼气变得更深长。每一次呼气，都想象着气从中丹田往下丹田运行，并且从中丹田开始往下丹田方向，腹部逐渐隆起，最后下丹田隆起。每呼气一次，下丹田就隆起一次。呼气的要求是深、长、细。要把呼气的时间尽量拉长，同时要保持呼吸的匀称，呼出多少气就吸入多少气，并且保持呼出的气息要细，要细微得让人觉察不出来，同时，意守下丹田，感到下丹田微微地发热。随着呼气，下丹田有规律地隆起；随着吸气，下丹田有规律地收缩。

第二个阶段是收功之前的调整阶段，我们要将逆呼吸换成自然呼吸，不再关注下丹田的隆起和收缩，而把意念集中在呼吸上，让呼吸放慢、放长、放匀、放细，使呼吸越来越细微。

第三个阶段是收功阶段。要逐渐收功，慢慢地睁开眼睛，双手合十。然后，将手掌搓热，并将搓热的劳宫穴对准两只眼睛，再由下往上干洗脸，把头面部的阳经疏通了。然后，将弯曲的十指插入发际，干梳头。然后，用手掌的劳宫穴对准耳朵，将耳朵捂住，鸣天鼓（用手指弹后脑勺）六次。然后，突然松开被捂住的耳朵。然后，叩齿。然后，将口中的津液分三次缓缓咽下。注意，津液咽下的路径是：先到中丹田，后到下丹田。最后，气沉下丹田，慢慢地把呼吸放缓慢、调匀称。

前面我已经讲过，逆呼吸练得不对时会出岔子。所以，学习逆呼吸一定要慎重，练习时要有人指导，不要自己练。

胎息是养气的最高境界

古人的养气功夫里还有一种专门的功夫叫“胎息”。顾名思义，胎息就是要像胎儿一样呼吸，靠下丹田运动、呼吸。现在看来，这胎息好像是不可能做到的。我后面会介绍一下古人的记载。

不过，“气”这个东西很有意思。有一次，我跟一位印度来的瑜伽大师一起做一个对话节目。那位瑜伽大师当时68岁了，是当时世界上仅有的少数几个能控制呼吸的大师之一，他可能能够做到胎息。

我们俩对话的时候，他说英语，我听不懂，我说汉语，他也听不懂。但是，我们交流得很好。这种现象怎么理解？要我说，这完全就是靠“气”在沟通。人类其实有很强的这种沟通能力，只是学的知识越多，往往越容易依赖于知识，语言使用得越高明，往往越容易依赖于语言，这种天生的沟通能力反而减弱了。

在那个对话节目中，主持人对那位印度来的瑜伽大师说：“大师啊，你远道而来，一定要教教我们怎么呼吸、怎么控制呼吸。”于是，那位大师“哗哗哗”地说了一通。但是，主持人感到他什么都没有教，没有教任何一个具体的法门。主持人急了，说：“大师你要不教，我就不放你走。”结果那位大师又“哗哗哗”地说了一通，可还是没有教什么具体的法门。

你们仔细思考一下，他到底教了没有呢？实际上按照我的理解，他从说话的第一个字到最后一个字，全在教你怎么呼吸。但是，他也确实根本没告诉你具体应该怎么做，没有教你手怎么做、脚怎么做。但是，他已经在教你怎么呼吸了。为什么？因为他从始至终都在告诉你：愤怒的时候怎么呼吸，生气的时候怎么呼吸，高兴的时候怎么呼吸，平静的时候又怎么呼吸……这些就是在教我们怎么呼吸。概括起来，那位大师的一个核心观念就是要用“神”来控制呼吸，心一定要静。

接下来我要谈到古代文献里记载的胎息。胎息的要领也是一样的，一定要用“神”来控制呼吸。胎息说到底就是一种用“神”来控制呼吸的高明功夫和修为境界。古人说：

> 习闭气而吞之，名曰胎息。习嗽舌下泉而咽之，名曰胎食。

练习闭气，然后吞吐气。既然是闭气，又从哪里来吞吐气？古人说是“但以脐呼吸，如在胞胎中，故曰胎息”，即不用口鼻呼吸而仅仅用肚脐来呼吸，就好像在母体中一样，所以叫胎息。

开始练习的时候，要想象着呼气的时候，气从肚脐这里出来；吸气的时候，气也从肚脐这里进去。想象着把这肚脐的呼吸调得极细、极微。一开始先闭一口气，然后想象着肚脐呼吸，数肚脐呼吸了多少次，可以数到 80 或者 120，然后从嘴里缓缓地吐出一口气来。吐气的气息也要极细、极微，达到吐气时放一片羽毛在口鼻上而羽毛不被吹动的程度。这样反复练习，闭气的时间会越来越久，数肚脐呼吸的次数甚至可以达到数千次。

古人还举了一个例子，说葛仙翁每当暑热最盛的时候就潜入深渊的底部，在深渊底部大约一天时间才出来，因为他会胎息。古人强调

“但知闭气，不知胎息，无益也”，意思是，只知道闭气而不懂得胎息之法，对养生而言是没有好处的。

那我们思考一下，这个胎息究竟有没有？究竟能不能练成？我觉得可能有。因为古人很多事情，我们说不清楚，否定或者肯定都很困难。但是，我自己还达不到，我还不会“胎息”。

关于胎息，我还想补充说明的有两点：

第一点是即使练习，也一定要量力而行、顺其自然，不要追求非得达到什么功能状态，一执着就不符合养气的根本精神了。

第二点是胎息毕竟属于道教的修炼法门，道教很有意思，他们的养生功夫很高，传说最高境界是修成神仙而长生不老。但是我们必须记住，道教里的修炼方法很多是用隐语记载的，今天很少有人能搞懂他们讲的究竟是什么意思，我们自己修炼时一定要注意到这一点。没有真正的名师指导，千万不要瞎练。

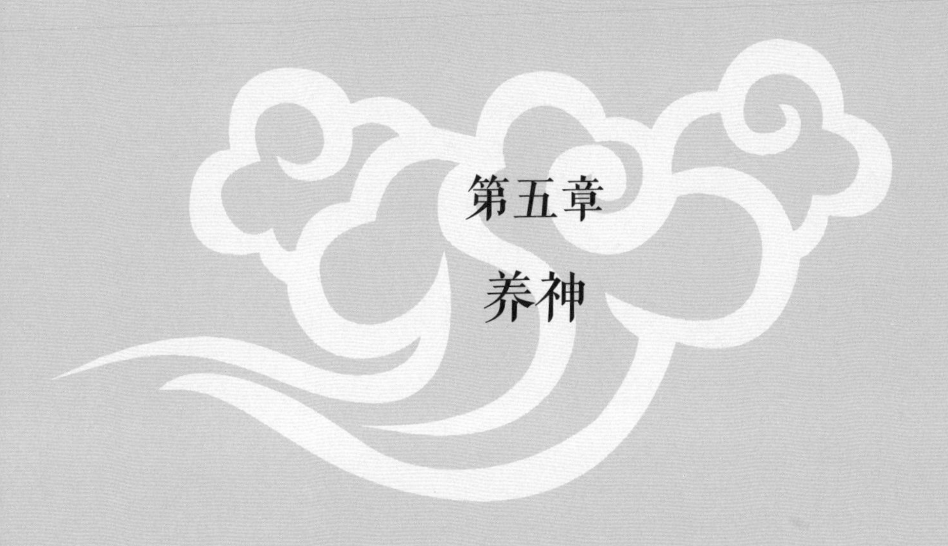

第五章

养神

养生要趁早，不要等到健康流失了、身体不行了，才想起要保养自己。

看到长寿的人用不着羡慕，只要会养生，有一天你也会成为别人羡慕的对象。

每天都要吃饭，每晚都要睡觉，每日都要养生。三天打鱼，两天晒网，捞到的健康一定没有天天坚持的人多。

中华民族优秀的传统文化是我们的民族魂、民族的基本精神。中华文化的支柱是那些原典。具体地说，就是《易经》《道德经》《论语》《六祖坛经》《黄帝内经》。用一句话概括，中华文化就是“易贯儒道禅医，道统天地人神”。

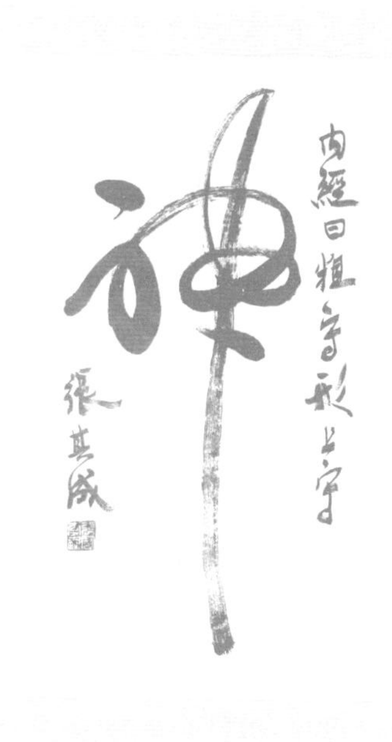

我们讲养神，主要就是承续中华文化的道统，寻回游离的魂，涵养恹恹将灭的神。落实在个体身上，同样也是这个道理。

我在讲课中讲到“养神”问题时，总是会问听课的学员：“你们看到你们身边的那些孤魂野鬼了吗？”我反复告诉他们，养神就是《道德经》里所说的“载营魄抱一，能无离乎”，就是要让飘荡在外的魂魄回归到自己身上来，然后“抟气致柔”“复归于婴儿”。

儒、道、禅、医等各家的养生都非常重视养神的问题，儒家讲“正心”，道家讲“静心”，禅家讲“明心”，医家讲“养心”。尽管各家养神侧重点不同，但都有自己的境界和次第：

儒家讲“大学之道，在明明德，在亲民，在止于至善。知止而后能定，定而后能静，静而后能安，安而后能虑，虑而后能得”，还讲“吾十有五而志于学，三十而立，四十而不惑，五十而知天命，六十而耳顺，七十而从心所欲不逾矩”。

道家讲“致虚极，守静笃。万物并作，吾以观复。夫物芸芸，各复归其根。归根曰静，是曰复命。复命曰常，知常曰明。不知常，妄作凶。知常容，容乃公，公乃王，王乃天，天乃道，道乃久，没身不殆”，还讲“藐姑射之山，有神人居焉。肌肤若冰雪，绰约若处子，不食五谷，吸风饮露，乘云气，御飞龙，而游乎四海之外；其神凝，使物不疵疠而年谷熟”。

禅家讲皈依、发心、戒律、正见、止观等五种核心次第，还讲大众、罗汉、菩萨和如来等诸多境界分别。

医家讲“恬淡虚无，真气从之，精神内守，病安从来”，还讲学医要经历“诵、解、别、明、彰”的为学次第……

可以说，我们中华文化的修养功夫归根到底都在强调一个“神”字。

我们讲养神问题，也要对诸家内容兼收并蓄，总的原则是围绕文化来谈精神修养和精神境界。在养生这个系统工程里，养神是关键，无论运动也好，饮食也好，起居也好，如果没有“神”在里面，那么一切都白搭。

我曾经面对面地问过几位国医大师，他们都是八九十岁高龄的老人了。我问他们："您是怎么养生的？有什么诀窍没有？"其中一位国医大师说，他的养生经验有三条：第一，吃得少；第二，从来不运动（这条不值得推广，我是在告诉大家他的这个有特色的东西）；第三，一天三包烟（这条就更不能推广了）。还有一位国医大师，他的养生经验也是三条：第一，几乎不运动；第二，几乎不吃热东西；第三，几乎不洗澡（第三条就不值得说了）。另一位国医大师说，他的养生经验有两条：第一，能吃能睡；第二，没心没肺。我接着问他："那您都吃些什么呢？"他说，他喜欢吃肥肉。

大家发现没有，这些长寿老人在养生的某些方面，比如饮食方面、运动方面，可能千差万别。但是，有一条是他们都有的，那就是每一位长寿老人的心态都很好。换个说法就是，他们都懂得"养神"。

人体的生命活力

“神”这个字，右边是一个“申”字，“申请”的“申”字，左边是一个“示”字，“指示”的“示”字。

那个“示”字是什么意思？“示”字上面两横，下面三竖，《说文解字》上说了，就是“天垂象”。上面两横，象天；下面三竖，象日、月、星——一竖是太阳，一竖是月亮，一竖是星辰。因为古人崇拜天象，所以就要祭祀它。后来，这个“示”字就是祭奠、祭祀的意思。

下面看这个“祭奠”的“祭”字。你看，“祭”字左上边是一个“肉”，右上边是一只“手”，这只“手”抓住这个“肉”，然后在干什么呢，在祭日、月、星。“祭”是一个会意字，这个“肉”指的是什么呢？指的是“牺牲”，也就是祭品。所以“示”字旁的字都跟祭祀有关。我们这个“神”字就是“示”字旁的，所以“神”字也和祭祀有关。

“神”字右边这个“申”字是什么意思呢？“申”字代表声音，也代表意思。“申”通“雷电”的“电”。“申”本来就指天上的雷电、闪电，在《说文解字》中，段玉裁注：“电者，阴阳激耀也。”所以“申”有快速、力量大的意思。在人体而言，“神”是生命的主宰。

广义的神，是指生命的活力和精神的活动。比如，我们经常说一个人的目光“炯炯有神”，这个“有神”，就是这个人有生命活力的体现。《黄帝内经》很重视人的“神”。《黄帝内经·素问·移精变气论》说的“得神者昌，失神者亡”，不仅仅是说治病的，也是说养生的。诊病时，可以用观察病人的“神”来判断病人的预后。有神气的，预后良好；没有神气的，预后不良。治病时，可以用针灸、推拿、药物等来激发、调动人体自身的“神”——人体的生命活力和自愈能力。养生时，要重在养神，因为神旺则身强，神衰则身弱；神存则活，神去则死。

狭义的神，中医上叫“心神”，指人的精神、意识、思维活动。比如，我们平常会说这个人“精神好”。这个神，主要藏在心里，所以叫“心神”。中医认为，“心主神明”，“神明”是由心来控制的。所以，养神最关键的就是要修心，通过修心来调神。我把它总结了一下，具体地说，即心态平和、心情快乐、心地善良、心胸开阔、心灵纯洁。这些在《黄帝内经》和其他经典，如《老子》《庄子》《论语》《孟子》，还有佛家的经典里面都有大量的描述。如果你能达到这五个方面，那你就是真正地养神了。

“神”指人的精神、意识和思维活动，是人体最快捷同时力量最大的一个东西。中医上讲，神为心之主，心主神明。现代科学也说，神也就是人的意识、思维活动，是由大脑主管的。所以西医老说中医“没脑子”。中医不说大脑，就说一个“心”字，心就管思维了。我说，西医叫作“没心”，没心没肺了。所以，这个就是名相之争了。实际上我们讲的这个心，就包括了大脑。

先天之神和后天之神

神，我们简单地分为两个大类：先天之神与后天之神，也就是元神和识神。照道家的说法，识神与元神的关系就是阴和阳、黑和白的关系。

在修行之前，神一分为二：一个是元神，代表着神里面好的、光明的、阳的一面，也就是人本源的东西；一个是识神，代表着神里面不好的、黑暗的、阴的一面，也就是人因为后天的欲望、妄念、偏见等东西而长出来的一个神。

在修行之前，这种分别你不知道，也感受不到。一旦修炼到一定的境界，你就会发觉，原来自己身体里别有洞天，还有两个“神”藏在里头，尤其那个先天而来的元神，更是神通广大。

元神是先天之神，神通广大，上天入地，无所不能；天上地下，无所不知。儒、道、禅三家都讲修炼，修炼到一定程度之后，直觉能力就会很强大。比如，我们看高明的中医，喜欢用一句话来评价：简直“神”了。你要这个中医讲出来，告诉你，他是怎么就这么看病的，怎么就这么开药方的，他可以说，但是说出来的一定和他所感受到的有距离。从根本上来说，他就是知道要这么治，有些微妙的地方得靠直觉、体悟，看灵性。

一般情况下，我们是无法控制元神的。人越长大，接收到的各种各样的信息越多，元神就越不容易显现出来。

识神正好相反。识神控制住我们的时候，就表现为我们沉迷于世间的各种事务，生出很多妄念。但是，我们可以控制识神。不管怎样，他确实是自己啊，只不过与肉身分离罢了。按照道教或者中国化的佛教来理解的话，识神就是指引你去做不好的事情的那一个神。本来你是什么都不敢做的，但当你被识神掌控的时候，你就什么都敢做了，欺善怕恶、吃喝嫖赌抽，样样都敢做了。

元神随肉身呱呱坠地而来，是一个人最初也最本真的生命意识，这个意识是真、善、美的。出生之后，元神由于被封闭在肉身里，而肉身是通过眼、耳、鼻、舌等感官来与世界感触的，这个时候，人就有了识神，就是人根据肉身对现象界的感受而生出的欲望、贪念等。这样一来，元神就像一个婴儿被关在了牢房里，不能走出去，也就越来越发挥不了作用。

所以，元神虽智，却也会因闭塞而迷失。那么，修炼养神就是要使元神从肉身的封闭中解脱出来。元神一旦解脱出来，就能神性大显。

那么怎么解救被困的元神呢？就是要退识神，减弱识神对自己的控制，也就是减弱自己对知识性内容的依赖。识神退去，元神自然就会成长起来。

五脏六腑都藏着神

《黄帝内经》说：

> 故生之来谓之精，两精相搏谓之神，随神往来者谓之魂，并精而出入者谓之魄，所以任物者谓之心，心有所忆谓之意，意之所存谓之志，因志而存变谓之思，因思而远慕谓之虑，因虑而处物谓之智。

这几句话是什么意思呢？

“生之来谓之精”，就是说，与生俱来的就叫作“精”，“精”就是我们生命一开始从父母亲那里遗传而来的那个东西。第一位的东西就是“精”，所以“精”是一个基础。

“两精相搏谓之神”，阴精和阳精，也就是父母先天阴阳二精相搏了，阴阳二精合在一起，就有了“神”，这个人就有“神”了。也就是说，“神”是阴阳二精聚合的产物。

“随神往来者谓之魂”。我们都知道魂魄，而“魂”跟“魄”是不同的，但它们都是“神”的表现。中医把“神”分为五类：神、魂、意、魄、志。《黄帝内经·灵枢·本神》把“神”分得更细，不止五类，有魂、魄、心、意、志、思、虑、智。但是，后来中医就只说神、魂、意、魄、志五类，并且分别对应的是五行的木、火、土、金、水。“随神往来者谓之魂”，就是说，“魂”是随着“神”往来的，“神”到哪里，“魂”也就到哪里，“神”走了，“魂”也就走了，“神”来了，“魂”也就来了。

“并精而出入者谓之魄”，随着“精”而进进出出的叫作“魄”。“魂”和“魄”的区别是什么？如果从里外来说，“魂”在外面，“魄”在里面，所以“魂”为阳，“魄”为阴。

“所以任物者谓之心”。“心”是“所以任物者”，“任”有主宰、统领的意思，即万事万物都是由“心”来统领的。

“心有所忆谓之意”。我们今天说“意志”，其实“意”和“志”是有一定区别的。这个“意”主要指心中有所回忆就产生的意识、意念。

“意之所存谓之志”。“意”长久地存在于人的心中就叫作“志”。“志”是人心中始终存有的意念、念想。

五脏藏神表

五脏	五神	五方	五色	五时
心	神	南	红	夏
肝	魂	东	青	春
脾	意	中	黄	长夏
肺	魄	西	白	秋
肾	志	北	黑	冬

这五神，我们看上表，魂、神、意、魄、志分别对应的就是肝、心、脾、肺、肾。肝主魂，心藏神，脾主意，肺主魄，肾主志。

肾主意志，所以一个人肾气足的话，他的志向就远大。小孩子往往肾气比较足，肾精很足，所以小孩子一说起志向，就说要当科学家，要当什么什么，这个志，志向、意志，都跟肾精有关。

一个人如果被惊吓得肝气和肺气受伤了，就会丧魂落魄。

我们再来看，什么是“思”，什么是“虑”。

“因志而存变谓之思”。“思”就是思考，思考的根据是志向。有了意志，随着意志的变化，就要思考了。我要当科学家，那我怎么当科学家呢？我应该走什么样的路呢？要怎么样来学习呢？要学什么东西呢？一步步地思考、思虑下去。

“因思而远慕谓之虑”。“思”是近思，“虑”是远思。有了“思”，还要考虑得更久远一些，这个就叫“虑”。

“因虑而处物谓之智”。“智”是有了思虑之后，按照思虑的结果处理人、事、物的关系。

如果你能按照《黄帝内经》所说的这么做，你这个人就是一个有智慧的人。

七情六欲都能伤“神”

如果按照佛家对芸芸众生的生存状态的观察，人的一生都是苦的，人来到这个世界上就是来受苦的。

人生是怎么个苦法呢？《金刚经》把人的一生总结成七种苦：

第一个是“生苦”。人一生下来，第一件事情就是哭。为什么呢？因为苦啊！佛家认为，人来到这个世界上就是来受苦的。“生苦”还包括了人出生时母亲所受的苦。

第二个是“老苦”。人老了，什么也干不了，力不从心了，这是苦的。

第三个是“病苦”。人一旦病了，就会很痛苦。

第四个是“死苦”。虽然人总是要死的，但是大多数人还是怕死的，所以很苦。

第五个是“爱别离苦”。与所爱的人、所喜欢的人分离开来，心里很苦。

第六个是“求不得苦”。想得到什么总是得不到，心里很苦啊！尽管所有人都是撒手而归的，但是生而为人，我们往往习惯了去求、去抓，最后什么也求不到、什么也没抓住，这也很苦。

第七个是“怨憎会苦”。这个人你讨厌他吧，偏偏还天天见到他，冤家路窄，总是碰面，总是恶心你，于是你心里很难受。

我们养神就是为了脱离这些苦，就是为了离苦得乐。怎么才能离苦得乐？除了开悟佛法的智慧外，技术层面就是明白中医所谓的“七情所伤”。

什么是“七情”？我们都会说“七情六欲”这个词，可是要说出它的具体内容，恐怕比较困难。这也难怪，因为关于“七情六欲”，本来就有多种说法。

“七情”就是人的七种感情、七种情绪。有关“七情”的说法，各家差别不太大：

佛家：喜、怒、忧、惧、爱、憎、欲

儒家：喜、怒、哀、惧、爱、恶、欲

医家：喜、怒、忧、思、悲、恐、惊

佛教是从古印度传来的，所以它的名词术语都是翻译过来的，不同的人翻译，译文是不可能完全相同的。“七情”中的“忧”的另一种译法就是“哀”，“憎”的另一种译法就是“恶”。所以，佛、儒两家的说法一样。

医家的观点源于《黄帝内经》。《黄帝内经》中的“七情”指“喜、怒、忧、思、悲、恐、惊”。与佛、儒两家相比，有些字虽然不同，但是意义差距不大，如“恐”与“惧”意义差距不大。然而，医家没有把“欲”列入“七情”之中，这是最大的区别。

什么是“六欲”？六欲就是人的六种欲望、六种需求。人要生存，要活得有滋有味、有声有色，于是嘴要吃，舌要尝，眼要观，耳要听，鼻要闻，这些欲望与生俱来，不用人教就会。

人究竟有多少种欲望？战国时期杂家的代表作《吕氏春秋》在

《贵生》这一篇中首先提出“六欲”的概念。人的全生状态，就是“六欲”都得到了合理的满足。但是,《贵生》没有说明“六欲”是哪六种欲望。东汉哲人高诱做了解释，说“六欲”就是生、死、耳、目、口、鼻。后来，有人把“六欲”概括为“见欲（视觉）、听欲（听觉）、香欲（嗅觉）、味欲（味觉）、触欲（触觉）、意欲”。这跟佛家的说法有很大的差别。佛家说的“六欲”是“色欲、形貌欲、威仪姿态欲、言语音声欲、细滑欲、人想欲”。

我们现代人常说“情欲”这个词。其实在现代汉语里，“情”与“欲”不完全是一回事。“情”主要指人的情感表现，属于人的心理活动范畴；而“欲”主要指人的生存和享受的需要，属于人的生理活动范畴。“情太切伤心，欲太烈伤身”，说明“情”与“欲”一个属于“心”，一个属于“身”。当然，情与欲是不能分开的，它们是互动的，并且还可以互相转化。七情六欲是人类基本的心理情绪和生理要求，也是人间生活的最基本色调。

但七情六欲却容易出问题。怎么来对待这些问题？《黄帝内经》给我们做了很好的回答。如果七种情志激动过度，就可能导致阴阳失调、气血不和，从而引发各种疾病。所以七种情志一定要调理好、控制得当。如果控制不当，如大喜大悲、过分惊恐等，就会使阴阳失调、气血不和，首先会出现精神上的不调，然后会影响到身体，形成各种疾病。

《黄帝内经》将我们通常所说的七情六欲做了一个分类。它将七情——喜、怒、忧、思、悲、恐、惊归结为五种，那就是怒、喜、思、忧、恐，这叫“五志”。这五志分别对应的是五行木、火、土、金、水，也就分别影响到人的五脏，那就是肝、心、脾、肺、肾。

得神者昌，失神者亡

如何养神？我们在前面简单说过，养神就是要把人从对知识、技术文明的依赖中解脱出来。话好说，事不容易做，因为这里面要发生两个思维的转变：第一个转变是要追问人类绵延不断的核心秘密究竟在哪里，它有什么作用，然后去接续上这个东西，把握住这个东西，这样元神才有滋养的来源，人就不用再被识神所控制；第二个转变是要审视我们当代人的两个基本的认识错误——“人越来越聪明”“文化越来越进步”，明白为什么说它们是两个基本的认识错误，这样识神所致的障碍才有消退的可能，元神的成长才有机会。

人类之所以绵延不绝，而且不断发展进步，主要是因为有文化精神。

《黄帝内经·素问·移精变气论》里就说，人是“得神者昌，失神者亡”。如果某人的病看起来很重，然而我们看他的脸色、舌头，摸他的搏脉，从这些地方来看，发现他都还算有“神”，那么这个人的预后多半比较好。所以现在有的人说，很多人得病了，不是“病”死的，而是被“吓”死的。

对生病的人而言是这样的，对诊病的医生而言也如此，高明的医生能把握住“神”。

《黄帝内经》同时还告诫医生说“粗守形，上守神”，仅仅关注形体的病变问题，这是比较粗糙的，比较低层次的；而关注“神”的变化，对“神”的变化了然于胸，这才是高明的。

就养生而言，养神一直被放在至关重要的位置。比如，《类经·摄生类》里说“善养生者，必宝其精，精盈则气盛，气盛则神全，神全则身健”，《养生三要》则强调“聚精在于养气，养气在于存神”，“若宝惜精气而不知存神，是茹其华而忘其根矣”。它们都是在说，不养神而谈养生，属于没有抓住根本。

养神就是修心

我在很多场合都说，当代人有两个基本的认识错误。说它们是“基本的认识错误”，是因为这两个错误影响到了我们当代人生活的各个方面，包括养生行为。这两个基本的认识错误是：

第一，人越来越聪明。

人不总是越来越聪明。人的左脑的的确确越来越聪明，但是人的右脑却越来越笨。人的左右脑各主管什么呢？人的左脑被称为语言脑，人的右脑被称为形象脑。人的左脑主管语言、理性思维、逻辑思维、数理思维等，而人的右脑主管非理性思维、直觉思维、体悟思维和形象思维等。随着人的进化，尤其17世纪牛顿力学诞生以后，现代科学越来越发达，人的左脑是越来越聪明了，但是，人的右脑——人的体悟直觉能力却下降了，尤其是人的灵感能力下降了。灵感能力的高低与先天之神有关。先天之神包括了人最初的那颗赤子之心，它是亲近自然的。所以，人越亲近自然，灵感能力就越强；人越能保持住自然的本性，灵感能力也就越强。

小孩子的右脑思维是发达的。随着学习的知识越来越多，他的右脑思维得不到锻炼，就越来越弱了。与此相反，随着知识的积累、判断性内容的不断加深，他的左脑思维越来越发达起来。换句话说，人的元神渐渐变弱了，而人的识神渐渐变强大了。所以，纵观一个人一生的发展，人不是越来越聪明。

第二，文化越来越进步。

文化不总是越来越进步。有的文化形态，比如传统的宗教文化、伦理文化，在公元前500年左右已经基本定型，那时是人类文明的一个高峰，叫“轴心时代”。按照我们中国人的习惯来称呼它，它就是一个高峰。这个高峰在公元前500年左右。世界上许多民族的文化都在那个时候达到了一个高峰，然后就开始走下坡路，现在还没有出现第二个“轴心时代”。所以，从某种意义上说，人是越来越笨了。整个人类文化到今天为止还没有走出第一个轴心期，还没有第二个人类文化的高峰出现。反过来说，轴心时代的精神文化的高度是整个人类文化的顶峰，至少到目前为止如此。所以，我们更需要学习这些智慧、这些精神文化。

我们说来说去，养生也好，做企业也好，管理一个组织也好，精神文化是最重要的东西。这个东西就是“神”。这个“神”是从哪里来的？我觉得，真正的精神来自轴心时代的经典，来自经典的文化中。养生要先把握住这个“神”，然后才能提升精神境界、提高生存质量，才能活得有尊严、有幸福感，落实在每一个人的身上都如此。

当我们向着恢复元神的、灵性的东西和削弱识神的、定势的东西这一目标前进的时候，我们发现，轴心时代所创造的文化是养神的最好工具。就养神而言，仅仅依靠现代科学技术的那些内容，并不能保障人类享有幸福，来自轴心时代的文化里的智慧是解放元神的最大助力。

通俗地说，养神就是修心。儒家、道家、佛家和医家，无论哪一家都非常关注修心问题。修什么样的心，虽然说法不同，但殊途同归，而且都师法轴心时代的文化经典。

儒家的养神讲“正心”。《大学》里讲：“大学之道，在明明德，在亲民，在止于至善。”这叫三纲领，要“止于至善”。“知止而后有定，定而后能静，静而后能安，安而后能虑，虑而后能得。”经过了止于至善、定、静、安、虑，然后就心安理得。那怎么才能达到呢？那就要做到八条：格物、致知、诚意、正心、修身、齐家、治国、平天下。儒家讲的是“正心”。儒家“正”的这个“心”，实际上就是仁爱之心。

道家的养神讲“静心”。道家“静”的这个“心”是一种虚静之心、自然之心。这个“自然”不是大自然的意思，这个“自然”就是本然，指的是人本来的那个样子。人本来的那个样子就是虚静的，所以要修这个虚静之心。

佛家的养神讲“明心”。“明”的这个“心”是慈悲心、平常心、虚空心，也就是人的本心，所以佛家说“明心见性”。

佛家养神法——“不了了之”

佛家怎么“明心”？四川成都的宝光寺有一副对联：

> 世外人法无定法然后知非法法也
> 天下事了又未了何妨以不了了之

这副对联是什么意思？

先看上联：世外人法无定法然后知非法法也。

“世外人”指世外高人，他们是一些有很高智慧的人，是一些超常的人，也就是右脑还非常聪明的人。这些“世外人”是“法无定法”的。他们有没有“法”？有没有法门？他们有“法”。这个“法”是什么？这个“法”就是“太极”。但是，到最后他们又没有“法”了，这就是“法无定法”，没有固定的“法”。这是什么意思？这就是“无极”。然后“非法法也”。我们掌握了这一点就知道，原来这一切都是“非法法也”。“非法法也”，用不是“法”的东西乃是“法”，因为最终是没有“法”的，但是这个没有“法”的境界是从有“法”当中来的。这就是禅宗所说的人生的三层境界：参禅以前“见山是山，见水是水”，参禅的时候“见山不是山，见水不是水”，参禅以后“见山还是山，见水还是水”。

在这三层境界面里，最后面的一层是“无极”。最前面的一层跟最后面的一层看起来一样，参禅以前“见山是山，见水是水”，参禅以后“见山还是山，见水还是水”，这两个看起来一样，所以就构成了一个圆。那么中间一个呢？中间这个是一种否定，它是“太极”。你不要看到“不”或者“无”，就以为它是“无极”，不是这个意思。相对来说，最本原的东西是“无极”。在这三层境界里，头尾两个都是“无极”，而中间这个“见山不是山，见水不是水”是“太极”。这个过程就是从无极到无极的过程——前面是无极，中间是太极，太极否定之后又到无极。虽然第二个无极跟第一个无极不一样了，但是最后又回归到无极。

我们再注意一下，三层境界里的这两个“无极”，它们不完全一样。它们的本原一样，只是我们在认识它们的过程中开悟了，我们的感受变化了。开始的时候，比如，我们小时候看到山和水，我们那个时候的认识是一个认识，到最后我们开悟了，或者，我们登上了那座山、在那水里游过泳之后，我们所感受到的那山和水，跟我们一开始所感受到的，肯定不一样。再往后又跳出来，我们再看那山和水，那又是不同的样子、不同的感受。比如，长江，最初看到它，是一个样子。然后，我们下去游泳了。游泳之后再看这个长江，是另一种感受，跟一开始的那个感受不太一样了。其实，长江还是那个长江，它本身并没有变，但是我们却从无极到太极，最后又回到无极。这个过程经历了醒悟，经过了一次否定，达到了最高境界。

所以，我们说，人生就是要不断地“归零”，不断地回归到“无极”。不断地回归到无极，人的潜力就可能被不断地开发出来。人的潜力是非常大的，因为人的潜力本身就有95%没有被开发出来，我们要用“归零”的方法将它充分地开发出来。只有这种方法，只有我们东方人的这种方法，也就是学《易经》的方法，六个字——死进去，活出来——能让人开悟。我们必须先“死进去”，什么都要知道，然后才能“活出来”。如果没“死进去”，不经过那个否定，我们就无法“活出来”。

再看下联：天下事了犹未了何妨以不了了之。

“天下事了犹未了”，“了”就是完了，但是，“犹未了”，又没有“了”。有的事情是没完没了的，这就叫“了犹未了”。那怎么办呢？这种事怎么办呢？那就“不了了之”呗，这就是佛家的大智慧。佛家说一个东西，比如，一个杯子，它是一个杯子，但又不是一个杯子。那它究竟是杯子，还是不是杯子？佛家叫“非是非非是”，既是，又不是。大家来体会佛家说的这种最高境界，这就叫“无极”。

所以，所谓的“见山还是山，见水还是水”，要是没有经过“见山不是山，见水不是水”这个过程，那是不行的，绝对达不到最高境界。一定要经过否定之后，才能得到大智慧。

道家养神法——“少则得，多则惑”

道家关于养神的论述非常多，在道家的很多学派的学说里，养神是养生最根本的法门。概括地说，道家养神主要有存思、内观、守静等内容。

《道德经》说，养神就是要“虚其心，实其腹”“致虚极，守静笃”，进而“抟气致柔，能如婴儿乎”。

《太平经》中更是详尽地论述了“守一”和“潜心”静养的方法，认为养神乃一切养生的基础和前提。

晋代葛洪在《抱朴子·内篇》中也提倡“守一”之道，主张“欲长生不死，须恬愉淡泊，涤除嗜欲”，必须“静寂无为，忘其形骸”。

唐代著名道士司马承祯撰写的《坐忘论》一书则系统地论述了养神的方法。司马承祯在《坐忘论》中认为，养神是一个循序渐进的过程。他的“安心坐忘之法”有七层阶梯：

第一层叫“信教”。他说，“夫信者，道之根，敬者，德之蒂”，“根深则道可长，蒂固则德可茂”。

第二层叫“断缘”。即要求“去物欲，简尘事”，与一切有为俗事相隔绝，除去对物质利益的追求。

第三层叫“收心”。司马承祯认为，物欲之起皆因我之知觉、感觉及思维意识的存在，欲长生则必须“塞其兑、闭其门”。

第四层叫“简事”。道家认为，一切身外之物皆“情欲之余好，非益生之良药”，如孙思邈就认为“多欲则志昏”，因此，道家的养生就要求人们简断事物，欲心不起，“必清必静，无动汝形，无摇汝精，乃可以长生”。

第五层叫“真观”。收心、简事之后，“日损有为，体静心闲，方能观见真理”。

第六层叫“泰定”。收心之后还要虚心、安心，心不纳外事，也不分心于外界，即“心无所定，而无所不定”。

第七层叫“得道”。至此才达到处物而不染、处动而不散、本心不起而离乎万境的养神最佳境界。

道家养神的另一项核心技术叫“存思”，也称作“存想”，就是闭目静思某一特定的对象，其目的是使外游的“神”返回身体中。

按照道教的说法，“存思”还有接引外界五行诸神进入人身之中的作用。至迟在魏晋南北朝时，“存思”就已成为道教上清派修真的主要道法。

“存思”之法有一定的仪式程序。比如，《存思三洞法》说：“常以旦思洞天，日中思洞地，夜半思洞渊，亦可日中顿思三真。”按照《存思三洞法》的介绍，修炼之人要先入室东向，叩齿三十二通，瞑目依次思洞天三真，各咽九气，感受三真“下入兆身”中之“泥丸上宫”“绛宫”“脐下丹田宫”，咽三洞气毕，仰念祝词；然后转向南，思洞地之皇君，感受“灵符”“秘言”，仰念祝词；再转向北，思洞渊之仙君，感受“宝符”，感受仙君“入兆身脐下丹田宫中”，思毕便仰念祝词；然后再转东向，叩齿九通，咽气九过。《存思三洞法》说：“子能行之，真神见形。”

道教认为，“存思”这个修炼方法练得好了，可以预知吉凶，去恶获福，长生成仙。

“内观”亦称内视、返观、内照等，也是道家养神的一项主要技术。《太上老君内观经》对“内观”做了较详尽的阐述。《太上老君内观经》认为，人的生命形体一旦生成，阴阳五行诸神就已布于周身：“太一帝君在头，曰泥丸君，总众神也，照生识神，人之魂也。司命处心，纳生元也。无英居左，制三魂也；白元居右，拘七魄也。桃孩住脐，保精根也。照诸百节，生百神也。所以周身，神不空也。”但人在始生之时，是“神源清净，湛然无杂”，而随着后天的成长，则“形染六情，眼则贪色，耳则殢声，口则耽味，鼻则受馨，意随健羡，身欲肥轻，从此流浪，莫能自悟”，这就造成了所谓的“神不守舍”。由于“心者，禁也，一身之主。心能禁制，使形神不邪也。心则神也，变化不测，故无定形”，所以内观己身，则可以达到“澄其心”以求“神明存身”的目的。如果“内观不遗”，则能“生道长存”。

“守一”，即闭目静思至高无上的“一”或气，使其常住于自己的身体中，使自己精神完全，不致丧失。“守一”之法只是专注于“一”。

《云笈七签》卷三三说：“凡诸思存，乃有千数，以自卫率多，烦杂劳人，若知守一之道，则一切不须也。”

《太平经圣君秘旨》中说：“夫守一者，可以度世，可以消灾，可以事君，可以不死，可以理家，可以事神明，可以不穷闲，可以理病，可以长生，可以久视。”

究竟人身中之“一”是什么？“守一”究竟应当守哪里？其解释不一。

《太平经钞》说：“故头之一者，顶也。七正之一者，目也。腹之一者，脐也。脉之一者，气也。五藏之一者，心也。四肢之一者，手足心也。骨之一者，脊也。肉之一者，肠胃也。”

葛洪在《抱朴子·地真篇》中的说法与《太平经钞》有所不同。葛洪认为，这个“一”有姓名，还穿着相应的“工作装”：“男长九分，女长六分，或在脐下二寸四分下丹田中，或在心下绛宫金阙中丹田也，或在人两眉间，却行一寸为明堂，二寸为洞房，三寸为上丹田也。”

后世道教所说的“守一”，大都沿用《抱朴子》的说法。

丹气法、丹法，都有守丹田之说，这便是守一之法的演变。另外，《云笈七签》卷五十六说：“一者，真正至元，纯阳一气，与太无合体，与大道同心，与自然同性。”

总而言之，这个“一”就是“道”，“守一”就是“守道”。

儒家养神法——一是皆以修身为本

儒家是怎么养神的呢？儒家的经典《大学》里这么说：

物格而后知至，知至而后意诚，意诚而后心正，心正而后身修，身修而后家齐，家齐而后国治，国治而后天下平。自天子以至于庶人，一是皆以修身为本。

所以，按照儒家的观念，所有的人都要以修身为根本。怎么才算修身呢？修身就是修心，也就是养神，也就是提升自己的人格力量、提升自己的道德境界、提高自己的幸福指数。

修身的起点是“格物”。什么叫“格物”？对此，古代的圣人各有不同的解释。比如，朱熹认为，自然的万事万物之中都有高明的道理。简单地说，“格物”就是去认识、体悟这些道理，然后，人就有了修养，有了道德，也有了智慧。

朱熹在儒家的地位很高，被后人尊称为“朱子”。孔庙里后来也有朱熹的牌位，朱熹和孔子一样，享受后人的膜拜祭祀。

到了明代，出了一个大儒叫王阳明。开始的时候，他非常相信朱熹所说的“格物致知”。王阳明想知道天地之间最高明的道理，于是他就“亭前格竹”，坐在那里去“格”亭前的竹子。他反复地研究这个竹子，非常勤奋。经过七天七夜，王阳明把自己搞得头痛脑涨也没“格”出道理来。于是，王阳明换了一个思路来理解《大学》里所说的“格物”。他说“心外无理”。他认为，天理、道德、智慧都存在于人的心中，所谓的“格物”，最终要在自己的本心上下功夫，而不是被外物所纠缠羁绊。

应该说，朱熹和王阳明说的都有道理。如果单就养神来考虑的话，我认为王阳明的理解更有道理一些。按照这样的思路，如果说“格物”是修身的起点，那么修身的关键就在“心正”。如果心不正，那么“格”出来的只能是歪理。

怎样才能“正心”呢？按照孟子的学说，“正心”就是要扩充四端，也就是守住并培养起人性中本来就有的那些善念。

孟子主张人性是善的。他提出，人性中都有“不忍人之心”。“不忍人”，就是不忍心看到他人遭受不幸、痛苦，也就是怜悯、同情、体恤他人。孟子提出，人有“四心”。这“四心”就是恻隐之心、羞恶之心、辞让之心、是非之心。《孟子》里讲，如果看见一个小孩掉进井里，人人都会有“怵惕恻隐之心”。人们绝对不是因为想和小孩之父母结交，也绝对不是因为想在乡里朋友那里得到好名声，更不是因为厌恶小孩的哭声才有这“怵惕恻隐之心”。这就是人性中的“不忍人之心”。孟子由“不忍人之心”进而推论得出：“无恻隐之心，非人也；无羞恶之心，非人也；无辞让之心，非人也；无是非之心，非人也。”

有“恻隐之心”，是说人应当有同情、怜悯之心。有“羞恶之心”，是说人对自己应当有知羞耻之心，对他人的不善应当有憎恶之心。有“辞让之心”，是说人应当有谦虚、谦让之心。有“是非之心”，是说人应当有明辨是非之心。孟子认为，有这“四心”，才算是人，如果没有这“四心”，那就和禽兽没什么两样。这“四心”是“四德”的开端。

“恻隐之心”是“仁”的开端，“羞恶之心”是“义”的开端，“辞让之心”是“礼”的开端，“是非之心”是“智”的开端。所以，我们要修的心就是这个四心，也就是人的本性。总而言之，要修的就是“仁爱之心”。

儒家养神还要求“毋意、毋必、毋固、毋我”。“毋”字通“勿”字，就是“不要”的意思。毋意，不要意，就是不要主观臆断。“毋必”，不要必。这个“必”指的是什么？“必”就是指那些僵化了的东西。如果想着“必定是什么”，人心就不会变通了。“毋必”就是不要僵化。“毋固”就是不要执着。“毋我”就是不要有私我，不要只想着一己之私。

儒家这么说，道家也这么说。庄子说，要无绩、无功、无名。

佛家说的“三法印”，也是这个意思。所谓“法印”，就是一种大印，一种最高的原则，是我们必须遵守的。佛家的“三法印”是“诸法无我”“诸行无常”“寂静涅槃”。

“诸法无我”，就是说，各种法里面不要守一个“我”。这个“我”是什么意思？这个“我”除了“我自己”这个意思之外，还指有形的实体。“诸法无我”，就是说，各种各样的法都是无形的，不是有形的。

“诸行无常”，就是说，各种行为、各种现象都是没有常规的。“诸行无常”其实相当于《易经》“三易”中的“变易”，即万事万物都在变。其实，早期的西方哲学家也有类似的论述。西方有一个哲学家说了一句话，“人不能同时踏进同一条河流”，意思是说，我这一只脚踏进这条河流之后，另一只脚再踏进去，就已经不是第一只脚踏进去的那条河流了，这个水已经变了。这也就是“诸行无常”的意思。万事万物都在变易，没有不变的。

“寂静涅槃”又相当于《易经》“三易”中的什么呢？它就相当于《易经》“三易”中的“不易”，意思是不变、不易。“寂静涅槃”的意思就是最后回归到无极了，也就是大圆满了。

我们中国人有句老话，“静坐常思己过，闲谈莫论人非”。“常思己过”“莫论人非”属于具体的做法，是无私无欲的具体做法。“常思己过”就是经常反省自己，“莫论人非”就是不要去谈论别人的是是非非。我们中国人还有一些老话，比如“能吃苦乃为志士，肯吃亏方为贤人”等，都是具体教人怎么做到“正心”的，都是养神的法门。

易家养神法——“感而遂通”

易家养神讲究洗心。怎么洗心？当然首先要静，静了以后才能观象洗心。怎么观象？《易经》里的《系辞传》中说：

易，无思也，无为也，寂然不动，感而遂通天下之故。

这实际上是告诉我们，观象洗心有四个步骤。

第一步，无思也。“无思”，意思是要静，静到没有思维、没有意念，排除一切杂念。大家把眼睛闭上，什么都不想，能不能做到？可能很难做到。我讲课的时候，好多人跟我说：“老师，您别让我什么都不想，这样一来，我反倒什么都想了。”这个时候，我教你一个方法，你可以先用“有思也”，再达到“无思也”。就是你先想一个地方，先想一念，然后让思维守住这个地方、这个念，“以一念代万念”。

第二步，无为也。“无为”是指行为上的。好多人觉得，“无为”就是什么都不要去做，就在家里睡大觉。其实，“无为”不是这样的意思。“无为”就是不要人为，不要按照自己的意念去做事情，而要按照自然大道去做事情，按照事情本然的样子去做事情。也就是说，这个时候，你不要按主观意志做事。

第三步，寂然不动。寂然不动，是哪里不动？从表面上看是身体不动，实际上不是，实际上“寂然不动”是指心不动。心不动了就会大动。这是一个递进关系：第一步，先没有思虑了；第二步，行为上宁静；第三步就达到寂然不动的状态了。“寂然”就是无声无息，实际上就是一种永恒的状态。我们还是拿太极图来说。在这张图上，“寂然不动”在哪里？“寂然不动”就在太极图的最下面。这个时候怎么样？白色的鱼立即就长出来了，也就是“一阳来复”了，也就是进入第四步“感而遂通”了。

第四步，感而遂通。“寂然不动”就到了坤卦虚静之时，就像一天中阴气最盛的子时，所以子时就活了。子时活了，就动了，阴极生阳，静极生动。这是怎么动的？是感动，是感应。一下子就跟外物感应上了，就明白了“天下之故”，明白了天下万事万物的本质和规律。

“无思也，无为也”相当于佛家说的“戒”，“寂然不动”相当于佛家说的“定”，那么“感而遂通天下之故”当然就相当于佛家说的“慧”了。

观象洗心，观卦象、太极图之象都可以洗心。根据我多年讲课的经验，我发现，大家学《易经》，要把六十四卦都学会不那么容易。但是，我也发现，我这个观象洗心的方法，学一个卦就够用了，要学的这个卦就是乾卦。在观象的过程中，这个卦象就是你心灵状态的反映，就是你人生过程的反映。

乾卦把人生分为六步：潜、见、惕、跃、飞、亢。怎么看出你到了哪里？要用的就是这个方法：“无思也，无为也，寂然不动，感而遂通天下之故。”

先想象着把自己变成一个小人儿，走进乾卦卦象中，看你在六根爻的哪里停下来。我从 2004 年开始就讲这种方法，一直讲到现在，做了一千多场测试。只要静下心来走进去、停下来，那么你停留的位置就是你现在的处境，就是你的时空点，也反映了你的心理状态。还有，你看到的这个卦像什么，也是很有意义的。

举一个例子。上次我在复旦大学讲课，有一个人特意来听。他说："张老师，我怎么看了像几只蜈蚣。"这就很有意思了。下课的时候，我跟他解释，为什么他看这个卦像蜈蚣，代表了什么意思。他说："太对了，就是这样的。"什么意思呢？他看到的这个象，就是他内心困惑、挣扎、矛盾，不知如何选择的反映。还有一个人，他说："怎么像六根铁棍？"我问他："你观了之后的感觉怎么样？"他说："压得我喘不过气来。"我说："那你再进一步看，还有什么感觉没有？"他说："这六根铁棍压着，我好害怕，很恐惧。"我说："你有牢狱之灾。"后来，这个人真的就进去（坐牢）了。但不是每一个看了觉得像六根铁棍的人，就都要坐牢。有一个人说："我看出了六根铁棍。"我说："你什么感觉？"他说："我手抓在最上面那根铁棍上荡秋千。"我说："你的难关马上能渡过去。你有一种攻坚克难的气派和能力，所以困难能度过去。同时，也说明你太累了，想歇息。"如果所有的人只要一看到六根铁棍就都要坐牢，这就叫迷信。虽然看到的都是铁棍，但是不同的人，感觉是不同的，要具体分析，这就是科学。你为什么紧张？你为什么害怕？说明你潜意识里有一种恐惧，说明你做了亏心事。做了违法的事，将来被发现了，你就会被抓起来，就会被关到监狱里去。中国有句老话，"不做亏心事，不怕鬼敲门"。

然后，你让你想象的这个小人儿再走进这六根爻当中去。你走啊，走啊，在这六根爻当中行走。然后，你慢慢停下来。你停下来的这个位置就表示你现在所处的阶段。然后，它会告诉你这么几件事：第一，这个时空点的总体情况；第二，你应该怎么做；第三，你这样做的结果是吉还是凶。这些都是《易经》原文告诉我们的。所以，《易经》实际上是一部人生辞典。如果你遇到了什么难事，就可以翻一翻它。它是一部人生指南，是一部人生辞典，你可以查阅。当然，要真正用好这部人生辞典，还需要你来感应。怎么感应？就是前面所说的四个步骤，“无思”“无为”，然后到了“寂然不动”才能“感而遂通”，才能感应。

我测试了一千多场，发现只要你真的静下来了，那么你的情况就跟《易经》上说的基本一致。

这种观象的方法是把儒家的正心、道家的清心、佛家的明心融为一体的方法，并且是一个可以操作的养神方法。

医家养神法——“燮理阴阳”

医家怎么养神？《黄帝内经·素问·四气调神大论》最后有一个总结，那就是：

> 夫四时阴阳者，万物之根本也。所以圣人春夏养阳，秋冬养阴，以从其根，故与万物沉浮于生长之门。逆其根，则伐其本，坏其真矣！故阴阳四时者，万物之终始也，死生之本也，逆之则灾害生，从之则苛疾不起，是谓得道。道者，圣人行之，愚者佩之。从阴阳则生，逆之则死；从之则治，逆之则乱。反顺为逆，是谓内格。是故圣人不治已病治未病，不治已乱治未乱，此之谓也。夫病已成而后药之，乱已成而后治之，譬犹渴而穿井，斗而铸锥，不亦晚乎？

春夏秋冬四时，各有阴阳的变化，这是万物生长发育的根本，所以总的来说，四时养生的总原则就是，春夏养阳，秋冬养阴。因为春天和夏天由阳气主导，秋天和冬天由阴气主导，所以春天和夏天要养阳，秋天和冬天要养阴。

那么怎么来养阳、怎么来养阴呢？这里有两派说法。一派说，春夏养阳、秋冬养阴，就是春天和夏天要调养阳气，秋天和冬天要调养阴气。另一派说，春天和夏天本来就是阳的，阳气太足了，所以应该把阳气泄掉一些；秋天和冬天本来就是阴的，阴气太足了，所以应该把阴气泄掉一些。那么到底哪一派的说法正确呢？春夏养阳、秋冬养阴，应该怎么养呢？这阳气是补还是泄？

其实，不管是补还是泄，只要做对了，就都是“养”。所以，大家一定要注意到后面的这句话：“以从其根。”这个“从”就是“随”的意思，就是顺应、追随的意思。也就是说，只要顺着养、顺着做，顺从这个“根”就行了，不论是补还是泄。“根”是什么？“根”就是四时阴阳。“以从其根”，这样就能“与万物沉浮于生长之门”。谁与万物沉浮于生长之门？这里说的是人。人的生命要跟万物一样，随着阴阳四时的升降，“沉浮于生长之门”。

“生长之门”是什么呢？它既是一个时间概念，也是一个空间概念。我们先得搞清楚，什么时候、什么方位“生”。如果从四季来说，就是春天生，春生、夏长、秋收、冬藏。如果从一天当中来看，就是子时生，半夜子时是阳气初生的时刻。如果从方位来说，就是东方生，东方生、南方长、西方收、北方藏。

我们可以一起来看文王八卦图。在文王八卦图里，方位、时间、脏腑都是配好了的。我们发现，在文王八卦图里，在最北边这里，阴气不断盛涨，在阴气盛涨到极致时，反而是阳气开始生长的时候。那么，如果从人体内在来看呢？人体内在的五脏六腑，最北边对应着肾，肾这里是阳气开始生长的地方，肾阳是人身的第一缕阳气。如果从人体的外面来看呢？人体外面，最北边对应的是会阴。阳气从会阴处开始生，阴气从头顶百会处开始生。所以，道家的养生功对会阴穴、百会穴这两个地方都非常重视。

如果违背了阴阳之道这个根，我们的生命之本就会被伤害到，我们的真气就会被破坏掉。所以阴阳四时，万物从这里开始，在这里结束。它也是死生的根本。如果违背了它，灾害就会发生，人就会生各种病。如果顺应了阴阳四时的变化，就什么样的疾病都不会生。这就叫得了阴阳之道。

“圣人行之，愚者佩之。”道是圣人所去实践、遵循的。那么，愚蠢的人呢？他怎么样？是佩服它吗？这里的“佩”不是“佩服”的意思。这里的“佩”字可以写作“背”字，就是“违背”的意思。圣人去遵循它、实践它，愚蠢的人则违背它。

如果顺从阴阳的规律，你就能活；如果违背阴阳的规律，你就会死。顺从它，人体就会安宁，就会健康，就正常；违背它，人体就会紊乱，就会有疾病，就不正常。顺阴阳之道反过来变成逆阴阳之道，阴阳之气就会被隔绝，就会错乱。所以，圣人不去治已经得了的病，而去治还没有得的病；不去治已经乱的世间，而去治还没有乱的世间。这就叫作“治未病”。

那么，怎么治未病？治未病的核心是什么？治未病的核心就是养生。中医有一个说法——上工治未病，中工治欲病，下工治已病。这样说来，养生就属于“上工”，而西医就属于“下工”了。总而言之，《黄帝内经》了不起的地方就在于它不是治已经得了的病，而是治未病。

如果已经病了你才去吃药，就好比乱世已经形成了你再去治理它，这就像渴的时候再去打井、已经发生战争了才去铸造兵器一样，不是太晚了吗？

所以，我们要治未病。调神，就是治未病的关键。

《黄帝内经》四季养神法

《黄帝内经·素问·四气调神大论》中说：

春三月，此谓发陈，天地俱生，万物以荣，夜卧早起，广步于庭，被发缓形，以使志生，生而勿杀，予而勿夺，赏而勿罚，此春气之应，养生之道也。逆之则伤肝，夏为寒变，奉长者少。

夏三月，此谓蕃秀，天地气交，万物华实，夜卧早起，无厌于日，使志无怒，使华英成秀，使气得泄，若所爱在外，此夏气之应，养长（zhǎng）之道也。逆之则伤心，秋为痎疟，奉收者少，冬至重病。

秋三月，此谓容平，天气以急，地气以明，早卧早起，与鸡俱兴，使志安宁，以缓秋刑，收敛神气，使秋气平，无外其志，使肺气清，此秋气之应，养收之道也。逆之则伤肺，冬为飧泄，奉藏者少。

冬三月，此谓闭藏，水冰地坼，无扰乎阳，早卧晚起，必待日光，使志若伏若匿，若有私意，若已有得，去寒就温，无泄皮肤，使气亟夺，此冬气之应，养藏之道也。逆之则伤肾，春为痿厥，奉生者少。

我们从《黄帝内经·素问·四气调神大论》中知道，春天要讲究养生之道，夏天要讲究养长之道，秋天要讲究养收之道，冬天要讲究养藏之道。那么具体到一年四季，我们究竟要怎样养生、养长、养收、养藏呢?

春三月，也就是农历的正月、二月、三月。这三个月，是“发陈”的时候，也就是把陈旧的东西散发掉、让新鲜的东西长出来、推陈发新的时候。这个时候，阳气重回，天地都是往上升的，万物因此开始繁荣了。

在养生方面，这个时候人应该晚一点睡、早一点起。晚一点睡要晚到什么时候？ 11 点。早一点起要早到什么时候？ 5 点。为什么要晚一点睡、早一点起呢？这就是要“法于阴阳”。因为与冬天相比，春天的时候白天变长了，所以我们在白天活动的时间也应该相应变长，而在晚上睡觉的时间则应该相应变短，完全跟天地之气相呼应。

“广步于庭”，就是要在庭院里面迈着大步走。在这个季节，万物都已经生发开了，所以我们到春天也要散发开来，要在庭院里面迈着大步走。我们现在的庭院都没有那么大，所以我们可以到公园里去散步。

这个时候，人一定要舒缓一些，不要把形体束缚住，不要穿紧身衣服，要穿宽大一点的衣服，还要把头发放下来。古代男人也束发。现在男人基本上不束发了，但是有些女同胞喜欢扎着头发。扎着头发，这在冬天是对的，但到了春天就不对了。到了春天就不要再扎着头发了，而要把头发散开。万物都往上长，我们只有不把形体束缚住，我们的神志才能顺应天时而往上长。

我们的气血情志都要往上长。长了之后，不要有肃杀之气，要给予，不要收取。在对人上要多夸奖别人，不要老去惩罚别人。在语言上要赞美别人，不要老批评别人。在做法上也如此，要赏而勿罚。这就是呼应着春气的生长，这就是养生。

如果违背了这种养生调神的规律，因为春天主肝，所以就会伤了肝。夏天本来是热的，肝属木，木生火，如果木太弱了，那么火就会不足。如果火不足，那么就会发生寒变，各种寒证就会在夏天发生。

所以，如果肝没养好，夏天就会发生寒变。因此，夏天养生，要注意生长收藏。

夏三月，也就是农历的四月、五月、六月。这三个月，万物长得更茂盛了，天地之气也相交了，万物该开花的开花了，该结果的结果了。也就是说，这个时候的阳气更加旺盛了。

这时的调神，和春天一样，也是晚一点睡、早一点起。但是要注意，它是更晚一点睡、更早一点起。因为这个时候，白天比春天更长了，晚上比春天更短了，所以我们活动的时间要更长一些，休息的时间要更短一些，完全跟季节相呼应。

不要讨厌太阳。什么意思呢？人啊，一般到夏天的时候都特别害怕太阳，尤其现在的人，一到夏天就都躲到空调房里面去了，这种做法不好。不要讨厌太阳，当然也不是说要到太阳底下去暴晒，而是说，要乘凉的话，就要乘自然凉，到自然界阴凉的地方去乘凉，而不要到空调制造的冷气中去乘凉。

这个季节，自然界的花，有的已经结果了，有的还没有结。所以，没结的，花开得更加旺盛，结了的，果子长得更加壮硕。这个季节，阳气太盛。这个时候，我们阳气最足、最旺盛，我们的情志、情绪都容易高昂。所以，这个季节，不要让情志、情绪太高昂。人要模仿自然界，让阳气泄掉一点，好像在外面要珍惜自己的情志、情绪一样。

要注意，在夏天，我们的情绪容易高昂，容易得心脑血管病。所以，这个时候，我们要把阳气泄掉一些。但是，不能泄得太多，意念好像在外面，同时你又要保存住一些。这就是适应夏气的变化，这就是“养长之道也”。养长，总而言之，就是要让阳气生长，但是又不能太过分，到太足的时候就要泄掉一些。

如果夏天“养长之道”没养好，违背了养长之道，就会伤害到心，到秋天就会患痎疟。“痎”是个通假字，通“咳”。疟就是寒热往来，像打摆子那样。也就是说，违背了养生之道，到秋天就会打摆子、咳嗽。如果肺脏有问题，那么到冬至的时候就会得重病。

秋三月，也就是农历的七月、八月、九月。这三个月，“天气以急，地气以明”。也就是说，这个时候，天高风急，地气清肃，秋风扫落叶了，我们要从容平和、不急不躁。

这个时候要早一点睡、早一点起。因为这个季节白天开始变短，黑夜开始变长了，所以我们白天工作的时间也要短一些，晚上睡眠的时间也要长一些，要完全跟自然界的季节变化同步，要跟鸡的生活习惯一致，鸡鸣则起，鸡睡则睡。秋天有肃杀之气，我们要把这个肃杀之气减缓一些。这个时候，我们的意志要安宁，要收敛神气，不要让我们的神志往外泄漏掉了。因为秋天主肺脏，所以我们要使我们的肺气清肃。这就是适应秋天之气，这就是“养收之道”。

如果违背了“养收之道”，肺气一伤（肺属金，金生水，肺和大肠相表里），到冬天的时候我们就会消化不良，就容易拉肚子。

冬三月，也就是农历的十月、十一月、十二月。这三个月，万物都收藏住了，叫“闭藏”。这个时候，水结冰了，大地开裂了。

这个季节是阳气最少的时候，所以一定不要去惊扰阳气，要延长睡眠的时间，要早一点睡、晚一点起。因为冬天夜长昼短，所以睡眠时间应是最长的，工作时间应是最短的，一定要等到太阳光出来以后再起床。

我们的神志也要像冬天那样收藏住，不要使它外泄掉，要好像自己有所收获。要远离寒冷的，接近温暖的。人体内的温度肯定比体外的高，所以这个时候不要让气从身上的皮肤泄掉，不能使气反复地被消耗了。这就是适应冬天之气，这就是“养藏之道”。

如果违背了“养藏之道”，因为冬天主肾，所以就会伤肾，肾脏就会有问题。肾为水，如果伤了肾，那么到春天的时候，它就会弱，人就容易得病。

五心养神

本书根据《黄帝内经》总结出了在修心方面的五个“心”。

第一，心态平和。

《黄帝内经》说：“恬惔虚无，真气从之。精神内守，病安从来？”也就是说，恬惔少欲，病还能从哪里来呢？那就不会有病了。所以，首先要恬惔。“恬惔”二字都是竖“心”旁，意思就是要少欲望，然后到虚无的境界，也就是没有欲望。真气在十二经脉和奇经八脉里面正常运行，并且“精”跟“神”都内藏住了，那么人就不会有病了。

那么要怎么少欲望呢？《黄帝内经》接着又说：“是以志闲而少欲，心安而不惧。”《黄帝内经》告诉我们，要“志闲”。“志闲”的这个“闲”字是个动词。“闲”字是一个会意字，外面是一个“门”字，里面是一个“木”字，它最早的意思就是“挡住”。当我们的意志受到外面事物的侵扰时，我们就用一个门闩将它挡住，这样我们的“志”就不会乱了。所以这个“闲”是动词。只要把外在的虚邪贼风给挡住了，我们就可以少欲，就可以心安理得，就没有恐惧感了。也就是说，只有少欲望、恬惔，我们的心态才能平和。

第二，心情快乐。

有一个苏东坡和佛印大师的故事。有一天佛印说："东坡兄，我看你越来越像佛了。"苏东坡就说："佛印，我看你越来越像牛粪了。"佛印笑了一笑，没有回答。苏东坡觉得赢了佛印，特别高兴，回家之后就把这件事告诉了妹妹苏小妹。苏小妹说："你心中有什么，你看别人就是什么。人家佛印心中只有佛，所以他看谁都是佛。你心中只有牛粪，所以你看谁都是牛粪。"

所以我们大家不要有愤怒之心，因为愤怒之心实际上伤害的是我们自己。不要拿别人的错误来惩罚自己。但是，人有时候难免会愤怒。我教大家一个控制愤怒的办法。你每次想发火的时候，你先停 10 秒钟想一想，然后再采取下一步行动。你是发火还是不发火，还是有别的什么处置的方法，先停 10 秒钟，之后你就一定不会做出太过激的事情。好多事情啊，完全出于意念，带有主观性。比如，某个东西，你觉得它好吃，它就真的好吃，你觉得它美，它就真的美，你要觉得它不美，它就真的不美。

老子已经告诉我们方法了，一个字，"反"。往反方向一想，往对面一想，你马上就会释然。一定要有反向思维，要反着来想。如果一个人经常反着来想，那么他一定是个中和的人。比如，你现在太得意了，什么都顺利，这个时候，你就要反着来想，这样一来，你就不会太得意忘形了。

第三，心胸开阔。

《黄帝内经·素问·上古天真论》说："游行天地之间，视听八达之外。"这就是要我们向中古的至人学习，心胸要开阔，就像游行在天地之间那样，要把眼光放宽，放宽到四面八方之外，要把听力放大，要四通八达。视觉、听觉达到四面八方以外，实际上是指人的心胸开阔，不计较于眼前利益，不局限于自我或者不局限于一个家庭。这一点对于心理调节而言、对于养神而言，是非常重要的。

人怎样才能心胸开阔呢？就是要宽容，要放下。但是，怎么才能做到宽容呢？其实，放下就可以了。但是，很多人都放不下。怎么办？学佛家。人生苦短，我们要把个人放到无限大的空间里去，放进去后，人的心胸自然就开阔了。佛教认为，人就像恒河边的一粒沙子，还有过去世、今世和来世。这样一思考，你就绝对放下了。你还结什么仇啊？结仇了，到来世就会有恶报。因为佛教讲因果，讲六道轮回，把自己放在了一个无限大的空间里面，你心胸不大都不行，你就没有必要太狭隘了。

在安徽省桐城市，有一个著名的人文景点——六尺巷。这里面有一个非常有名的故事，可以看出故事主人翁的心胸是多么开阔。

在清代，有一位大学士，名字叫张英。这位大学士的家，就在桐城市这个地方。有一天，他接到一封家书，说是家里盖房子，邻居家也盖房子，并且把墙砌得挨着自家房子了，希望张英动用他的权力，让这户人家往后让。张英看了这封千里迢迢寄来的家书，心里不是滋味，就回了一封信。这封信上就写了一首诗。这首诗是这么写的："千里来书只为墙，让他三尺又何妨？长城万里今犹在，不见当年秦始皇。"他家里的人接到这封书信之后，非常惭愧，也醒悟过来了，就主动向后让了三尺。隔壁那户人家也受感动了，也主动向后让了三尺。这样一来，两家之间就出现了一条宽度六尺的巷子，后人把它叫作"六尺巷"。

要心胸开阔，首先就是要忍让，要宽容。有一副对联："忍一时风平浪静，退一步海阔天空。"还有一副对联："能受苦方为志士，肯吃亏不是痴人。"一个心胸开阔的人，不会为小事斤斤计较，不会为私利狗苟蝇营，他的精神是快乐的，他的身体是健康的。

第四，心地善良。

《黄帝内经》里讲，"天真"有两个意思，一个是指天然的真气，另一个，也是最重要的一个，则是指人的本性。人之初，性本善。所有人的本性都是善良的。《黄帝内经》里说，要“德全不危”。德要全，而不要有缺失。《黄帝内经·灵枢·本神》说：“天之在我者德也，地之在我者气也，德流气薄而生者也。”意思是说，德是与生俱来的，是人一生下来的时候就存在的一种本性。符合本性就叫“有德”。这个“德”就是天真。心地善良就是要保持一颗淳朴、天真的心。只有保持天然的真气、天然的品德，才能做到心地善良。

儒家创始人孔夫子就特别强调人要有“德”。最高的德就是“仁”。“仁”字是一个单“人”旁加一个“二”字，本义是说二人的关系，引申为人与人之间要有爱心。所以讲“仁”就是强调人要有爱心，有仁爱之心。“仁者爱人”，后来就有了“仁爱”这个词。这个仁爱之心是人的本性。“人之初，性本善”，人性本来就是善良的。

一个人只有保持这种善良的本性，才能健康快乐。试想，一个心术不正、成天算计别人、没有一点仁爱之心的人，他能快乐吗？一个不快乐的人，他能健康吗？

第五，心灵纯净。

《黄帝内经》所说的“恬惔虚无”实际上分两个层次。“恬惔”是一个层次，说明一个人心态平和、少私寡欲；而“虚无”则是另一个更高的层次，说明一个人心灵纯净、没有被杂染。“恬惔虚无”与孔子的“仁爱”、老子的“虚无”、释迦牟尼的“虚空”境界是一致的。心灵纯净不仅是健康、快乐、智慧的源头，更是人生最美妙、最高明的境界。

现在很多人常常去佛寺、道观，如果只是去烧香、拜佛、拜神，祈求佛和神的保佑，那么动机和目的可能就偏了。因为佛和神不可能保佑所有的人，更不会保佑那些心性邪恶的人，他们只保佑心地善良、心灵纯净的人。实际上，我们在佛寺、道观应该做的最重要的事就是洗净自己的心灵、安顿自己的灵魂。当然，不是说，只在佛菩萨面前、在神仙面前，心灵要纯净，而是说，在日常生活中都要保持纯净的心灵。

我们只有不断地净化自己的心灵，才能真正快乐、健康。心灵纯净是养生的最高境界，也是前“四心”——心态平和、心情快乐、心胸开阔、心地善良的起点和终点。

心态平和、心情快乐、心胸开阔、心地善良、心灵纯净，这就是《黄帝内经》中的“五心”调神法。

第六章

推荐精气神养生法

“函三为一”是养生大道

精是生命的物质，气是生命的能量，神是生命的主宰。

养精是养生的基础，养气是养生的途径，养神是养生的关键。

想养生，只要把精、气、神三个字搞懂了，就什么都有了，一通百通。

精、气、神养生从来合而不分。养精法中要调气，也要调神；养气法离不开调神，也要用到养精；养神法需要落实到养精、养气上。这里面其实内含着一种思维方式，我把这种思维方式总结成“模型思维”。要想真正理解我们中国人，理解我们中国原汁原味的文化，就必须了解这种“模型思维”。这种模型思维的核心是“函三为一”，归结到最后，都是一个“一”。八卦也好，五行也好，四象也好，三才也好，都蕴涵在这个“一”里面。同样的道理，中国优秀传统文化中蕴涵的养生思想也从来都是“函三为一”——精、气、神并重、并养的。

“函三为一”最后得到的那个“一”就是“和”。精、气、神养生最高的境界也就是精、气、神三者的和谐、和合。精、气、神三者的和谐、和合是整个养生进程中贯穿始终的原则。

阴阳五行都在“一气”中

按照《周易・系辞传》“是故《易》有太极，是生两仪”的说法我们可以知道，阴阳两仪都是从太极中产生出来的。如果说太极是宇宙的本源，那么阴阳就是宇宙的基本构成。宇宙中的一切事物都可以分为阴阳，每一事物也都可以分为阴阳。阴阳是从功能和属性上对万物所做的分类。阳代表光明、正向、运动、白色、刚强、外在、奇数、正数、俯下、实际、左边、德生、开放等一系列含义；阴代表阴暗、反向、安静、黑色、柔和、内在、偶数、负数、仰上、空虚、右边、刑杀、关闭等一系列含义。

阴阳是从万事万物的普遍对待——矛盾中概括出来的，是以广泛的对待、矛盾的现象和实际的经验为认识源泉的。阴阳爻符号是上古初民对宇宙万物阴阳属性的抽象概括。六十四卦，尤其乾坤、泰否、剥复、损益、既济未济等相互对待的卦象，为阴阳分类提供了重要资料；《易传》阴阳二分构成是对阴阳学说的进一步发展。

当然，阴阳分类是有前提的，这就是参与分类的必须是有关联的事物或者是同一事物。有关联的事物如日和月，都是天体星球，日为阳，月为阴。而日和人及月与鸟就没有什么内在关联，因而是无法分阴分阳的。此外，任何事物都可以分为阴阳两面，如人可以分为男人（阳）和女人（阴）；人有刚强、向上、光明的一面（阳），又有软弱、退却、阴暗的一面（阴）；人分前胸（阴）与后背（阳）、上肢（阳）与下肢（阴）、体表（阳）与内脏（阴）、五藏（阴）与六腑（阳）……

中医认为，人体中的任何组织都可以分阴分阳。就脏腑而言，脏为阴，腑为阳；就脏而言，心、肝为阳，肾、肺为阴；就每一脏而言，还可以分阴分阳，如心分心阴、心阳，肾分肾阴、肾阳等。对五脏六腑所做的五行分类，实质上是阴阳分类加上中间关系。

阴阳为两仪，是由太极（第一级划分）产生出来的。阴阳的进一步划分（第二级划分）即四象。《周易・系辞传》说："两仪生四象。"四象是太阳（又称老阳）、太阴（又称老阴）、少阳、少阴。四象是阴阳的高层次划分，是由阴阳两仪发展而来的。在太阴、太阳象限内的事物是纯阳的；在少阴、少阳象限内的事物是各含阴阳的。四象代表四方、四时、四至二分等。

太阳为阳中之阳，指阳的事物中又分属于阳的一面。事物的阴阳属性只是相对而言的，它们中的任何一方又可分为阴阳两面。其阳的一面本身还可继续分阴阳。其中，阳中之阳即太阳，又指在阴阳属性依不同的关系而相对变化时，事物的两种属性均属于阳者。

少阴为阳中之阴，指阳的事物中又分属于阴的一面，又指某一事物的两种属性中，前一种属阳，后一种属阴。

太阴为阴中之阴，指阴的事物中又分属于阴的一面，又指某一事物的两种属性均属于阴者。

少阴为阴中之阳，指阴的事物中又分属于阳的一面，又指某一事物的两种属性中，前一种属阴，后一种属阳。

阴阳又分重阴、重阳。《黄帝内经》提出了"重阴""重阳"概念。

“重阳”指两种属于阳的性质同时出现在一个事物上。如昼时的日中（正午），白昼为阳，日中为阳中之阳，故称“重阳”。把自然气候与人的病变联系起来，如夏季属阳，暑为阳邪，故夏月感暑，也可称为“重阳”。

“重阴”指两种属于阴的性质同时出现在一个事物上。如夜时的夜半，夜为阴，夜半为阴中之阴，故称“重阴”。把自然气候与人的病变联系起来，如冬季属阴，寒为阴邪，故冬季受寒邪，也可称为“重阴”。

四象的进一步划分（第三层划分）即八卦。《周易·系辞传》说：“四象生八卦。”八卦的进一步划分（第四层划分）即十六卦。其规律是，一分为二，逐层划分，不可穷尽。

“阴阳”说的是一分为二可以无限地分下去，这个思路是对的。任何事物都可以分成两个方面。用阴阳的思路去把握世界有好处，能让你对那个笼统的、囫囵的、混沌的“一”做非常明晰的划分，能让你更细致地了解事物，这就叫：既知其一，也知其二。但是，只知其二，只知阴阳，这是不够的，按照中国人的思维，我们还要知其三。因为事物到分出阴阳这里还没有完，还没有达到一个稳定的状态，分出的阴阳还需要合到一起去，还要“冲气以为和”。这个“冲”，就是“中”。有了这个“中”，就能阴阳调和了。

除了以阴阳的思维方式分析、把握万事万物之外，中国的古人在长期的生活和生产实践中还认识到，木、火、土、金、水是构成世界的最基本物质，并由此引申，认为世间一切事物都是由木、火、土、金、水这五种基本物质相互之间的运动变化而生成的。它们之间既相互滋生又相互制约，并在不断进行的相生相克的运动中维持着动态的平衡。这就是五行学说的基本含义。

据考证，五行在商代甲骨文里就有萌芽，但还没有成形。

据甲骨文专家考证，在甲骨文中就有“四方”之说。商代崇尚的是中央，所以就有“五方”的观念。四方加一个中央就是五方。我认为，“五方”的观念是中国人在空间问题方面的觉醒，这样五行就诞生了。所以我最后的结论是，五行来源于古人时空意识的觉醒。有时间，有空间，先有空间，因为空间比时间更好把握一些。

我们来看一下五行的“行”字。这个“行”字就是一个空间。有一次，我在大学讲课的时候，有一个外国留学生问：“张老师，中国有没有金字塔？”我说：“这个我还没发现。倒是有一个说法，说山东有一个少昊陵，它的形状像金字塔，但它不是严格意义上的金字塔。”她说：“我听说有。”我问她：“在哪里？”她说：“在地下。”并说有一个纪录片，说在殷墟，在安阳的小屯村那里，那里有一个“倒金字塔”。什么意思呢？她说的是古代帝王的陵墓。陵墓的结构是一层一层的。它上面大，下面小，到最下面、最底下的时候，就像亚洲的“亚”字，其中间就是一个棺材。陵墓的形状就像一个倒金字塔。这是什么呢？专家考证，这就是四方。四方再加中间，就是五方。

我们又发现，在钟鼎文（就是金文。甲骨文以后就是金文）中有大量的“亚”字。这是什么意思？这就是中国人崇“中”的开始。中国人崇尚“中央”。

哈佛大学的张光直教授，他在北美洲墨西哥玛雅文明里发现了一个雕塑，那个雕塑是一只石狮子，狮子的嘴就是“亚”字的形状。在殷墟甲骨文和金文里面有大量的“亚”字出现，这就是五行的开始，即有了“五方”的观点，而且崇尚“中央”。

所以商代是最早出现五方观念的时期，也是在世界文明里最早呈现五行思想的时期。商代距今已三千多年，也就是在三千多年以前就出现了五行。五行最关键的地方在中间，所以五行崇尚的是“中”。我们来看，“五”字的构造非常巧妙，《说文解字》解释“交五也”，就是交叉的意思。既然交叉，那么中间当然会有个点，这个点就是“中”。我国人自古崇尚“中”，所以我国叫“中国”。

《论语》里面说“四海之内皆兄弟”，即中国是四海之内，其他都是四海之外。这也有崇尚“中”的意思。

商代以后就是周。西周的时候，开始出现五行学说。这是我们考证的。当然，有好多人说五行学说不是出现在西周，而是比西周要迟。但我们发现，在《尚书·洪范》里讲到过这么一件事情：

周武王伐纣，把商代的最后一个王商纣王推翻之后，建立起了周。周建立之后，武王不知道怎么治国。他打下了江山，但不知道怎么坐江山。于是，他想起一个人，决定向这个人请教，这个人就是商纣王的堂兄箕子。这个箕子特别了不起，他懂得治国之道，所以武王问他怎么治国。箕子也很乐意帮武王。箕子说，治国实际上有九种方法，就是“洪范九畴”。“洪”就是“大”的意思，“范”就是“规范、规则”的意思，所以“洪范九畴”就是“九种大的方略、大的规则”的意思。其中，第一种就叫五行，即一曰水，二曰火，三曰木，四曰金，五曰土。

请注意这个次序，第一位是水，第二位是火，第三位是木，第四位是金，第五位是土。这个特别重要，这是最早的五行记载在古典文献当中的顺序。

到了春秋时期，出现了“五行相胜”学说。“胜”字是什么意思？“胜”就是“克”的意思。“相胜”就是“相克”的意思。也就是说，春秋时期先出现了“五行相胜”学说。后来，到战国时期才出现了“五行相生”学说。先有相胜，后有相生。在春秋时期，有好多书里面都出现了“五行相胜”学说，这是我考证的。学术界考证，一般说“五行相胜”学说是战国时期才有的，而“五行相生”学说是到汉代才有的。我已经查出来了，不是这样的，因为早在《墨子》里面就有五行的说法，而《墨子》成书于春秋时期。

春秋时期有两部著名的史书，一部叫《左传》，全名《左氏春秋传》；另一部叫《国语》。这两部史书的作者是同一个人：左丘明。司马迁曾经述说："文王拘而演周易；仲尼厄而作春秋；屈原放逐，乃赋离骚；左丘失明，厥有国语。"

《左传》《国语》这两部书都是描述春秋时期的事情的，里面就有关于五行相胜的记载。"五行相胜"学说到战国时期已经非常完备，在此之后又出现了"五行相生"学说，这样一来，相胜、相生就都有了。

这个时候，出现了一个非常有名的人，这个人就是邹衍。应该说，是邹衍把阴阳和五行结合起来了，又加了"五行相生"学说，当然也有"五行相胜"学说，这样相生、相胜就都完备了。于是，阴阳家出现了。阴阳家的创始人和代表人就是邹衍。准确地说，阴阳家就是阴阳五行家，是专业的阴阳五行研究者。

再往后到汉代的时候，阴阳五行被神圣化，这要归功于董仲舒。董仲舒是西汉时期人，生活在汉武帝时代。他曾向汉武帝进言，写了一本书叫《春秋繁露》。《春秋繁露》里面有二十多章都是说阴阳五行、五行相克、五行相生的。

为什么书名叫《春秋繁露》呢？在"四书五经"里面，最后一经是《春秋》，据说是孔子作的。当然，对这个说法，学术界有争议。很多人给《春秋》做解释，其中最著名的有"春秋三传"。"传"是什么意思？解释"经"的著作就叫"传"。

有三部著名的《春秋》传，第一部是左丘明的《左氏春秋传》，第二部是公羊高的《公羊传》，第三部是穀梁赤的《穀梁传》。董仲舒写《春秋繁露》，是对《公羊传》的再一次解释。《春秋》只用了六个字"郑伯克段于鄢"来记载一段浩浩荡荡的历史，六个字就把历史事件中的人物、事件发生的地点、事件的结局等全部描述出来了，精彩简练。

但是就是因为太简练了，所以后来人看不懂，于是好多人给它做解释。其中，有一个人叫公羊高。公羊之学在中国历史上非常有名，公羊学是讲大一统的。清末的时候，康有为借助公羊学宣扬大一统。董仲舒就是公羊学派的，所以他写的《春秋繁露》里面也是强调大一统的。用什么来大一统呢？就是用阴阳五行。社会的大一统、科学的大一统、民俗的大一统就是在汉代正式形成的，而实现大一统所使用的工具就是阴阳五行。

五行作为一种模型被中医广泛运用时，已不含有“元素”“要素”的名词意义，也不是“流行”“运动”的动词意义，它与“气”一样，作为一种模型，已不是教科书上所谓的物质与功能双重意义。从物质实体过渡到关系实在、功能实在，是“五行”“气”的基本特性。

就“五行”与“气”的关系而言，“五行”是“气”的五种表现形式，“气”是“五行”的本质和基础。就“五行”与“阴阳”的关系而言，我认为，虽然“五行”与“阴阳”的来源不同，但作为一种思维方式，两者却是相通的，并不是人们所认为的五行是“三”、阴阳是“二”，“二”与“三”不是一个体系。“三”是一种中间状态、中间关系。五行是两对阴阳加上中央“土”，而中央“土”的最大功能就是协调两对阴阳的关系。两对阴阳加上中央“土”，使得“阴阳”模型一下子成为一个动态的“生命”模型。这两对阴阳就是水（阴）与火（阳）、木（阳）与金（阴）。而“阴阳”并不是简单的“二”，因为阴阳学说的核心是阴与阳的关系（互根、互换、互动、互变……），这种关系实际上就是“三”。因此可以说，五行和阴阳都是在展现阴阳“二”的动态关系“三”，“阴阳”和“五行”并不是毫不相干的两个体系。

“五行”是“二”与“三”的巧妙相合。《老子》说：

道生一，一生二，二生三，三生万物。万物负阴而抱阳，冲气以为和。

“一”为太极，“二”为阴阳，“三”就是“冲气”，就是“和”，也就是阴阳的关系、五行的中“土”。“阴阳”只有发生关系、只有相“和”才能“生万物”。

“三”对中国文化、中国科技的影响是至为深远的。中医的三阴三阳、六气、六腑、十二经络，天文历法中的三垣、十二次、十二辰、十二建除、二十四节气（每季三个月共六节气，四季共二十四节气），音律学中的五声、十二律、三分损益法……可以说，它们都是对“三”的运用，是“三”观念的体现。五行的基数正是“三”。五行除了分类的功用外，更重要的就是阐释“三”，就是建构宇宙万物的关系网。

阴阳和五行都是“气”的分化。从“气”的角度看，阴阳是二气，五行是五气。五行是阴阳的细分。气—阴阳—五行是一个逐渐生成和分化的过程，是三个不同的层次。气生阴阳，阴阳生五行。《周易·系辞传》说：“是故《易》有太极，是生两仪，两仪生四象，四象生八卦。”太极（气）生两仪（阴阳）为第一级划分，阴阳生四象（太阳、太阴、少阳、少阴）为第二级划分，四象生八卦为第三级划分。这里虽然没有说到五行，但实际上，四象、八卦就是五行。四象可看成四行，即水、火、木、金。八卦可看成水（坎）、火（离）、木（巽阴木、震阳木）、金（兑阴金、乾阳金）、土（坤阴土、艮阳土）。

阴阳和五行具有互换关系，阴阳是五行的简化，五行是阴阳的细化，总起来不过是“一气之化”，最后还是要“和”，要“函三为一”，把阴阳五行都归结到一个“和”当中来。

就养生而言，精、气、神是“三”，同时也是“一”。养生就是要“函三为一”，养精、养气、养神并重。

精气神养生法之饮食篇

孔子的“十不食”养生法

前面我们讲养精的主要方法有二：节欲保精和饮食养精。节欲保精要配合调气、调神，饮食养精是不是只管往嘴里塞东西就可以了呢？当然不是。饮食养精同样要兼顾调气、调神，同样要“函三为一”。这一点，在孔子身上表现得特别突出。孔子是我们膳食养生的楷模。

在《论语·乡党》里记载了孔子在祭祀时的“不食”，总计有10种：

> 食饐而餲，鱼馁而肉败，不食；色恶不食；臭恶不食；失饪不食；不时不食；割不正不食；不得其酱不食。肉虽多，不使胜食气。唯酒无量，不及乱。沽酒市脯不食；不撤姜食，不多食。祭于公，不宿肉，祭肉不出三日，出三日不食之矣。

有的人心里很怀疑，认为孔子周游列国游说诸侯时条件很艰苦，用司马迁的话说是“累累，若丧家之狗”。都断炊了，在这样的情况下，孔子还会对吃什么有这么多讲究吗？这么想其实是对孔子的误解，也是对传统文化的误解。孔子所处的那个时代，吃的问题很多时候都和祭祀有关，孔子之所以不吃或者有选择地吃，是因为吃与敬天法祖和儒家礼仪有关。而客观地说，这种选择又是有益健康的。这样来看，饮食的问题就绝对不仅仅是满足口舌之欲这么简单了，它还包含了对气质的培养、精神的调适。

总结一下孔子的“不食”：一是食物变质了不吃。前三句都是讲这个内容的。鱼、肉腐败或食物颜色异常、发出怪味，他都不吃。二是街边小摊上卖的食物不吃。孔子说“沽酒市脯不食”，意思是说，从外面市集上买来的酒和食物，他是不吃的。这条原则现在仍然适用，街边小摊的卫生条件不太好，所以不要吃。三是食物放太久了不吃。孔子说的是祭肉（指祭品）放了超过三天，他就不吃了。我们今天虽然有冰箱贮藏食物，但仍然不能放太久。我们主张每次做的菜最好都吃完，不要吃剩菜。四是不多食，即节制饮食。这与现在主张“只吃七分饱”的养生原则是一致的。肉类等副食不要多吃，吃副食的量不能超过吃米、面等主食的量。饮酒应当有所节制。孔子说了，“唯酒无量”，因为每个人的酒量不一样。孔子又说了，“不及乱”，就是要求在不致乱性或引发中毒等副作用的情况下量力饮酒。五是不吃烹制不当的食物，即“失饪不食”。烹调方法不对，这样做出来的食物，孔子也不吃。六是没有合理调味的食物不吃。孔子说“不得其酱”“不撤姜食”都不吃。因为调味不仅关系到食物是否好吃，而且影响到营养物质的吸收，所以没有合理调味的食物他不吃。七是不吃不当令的食物。孔子主张“不时，不食”，食物不当令就不要去吃，因为当令的食物不仅数量多、味道好，而且营养成分也处于最佳状态。

服食养生法

除了孔子有膳食养生的原则外，道家关于饮食养生的内容也很丰富，其饮食养生又称为服食或服饵，是一门通过选择饮食来养生的学问。当然，这门学问中包含了道家对人与自然关系的理解，也包含了道家对精神调养与服食养生关系的理解。

根据《史记·封禅书》记载，汉武帝时有一个方士叫李少君。李少君曾拿着一些长生不老的法门去觐见汉武帝。他跟汉武帝说："我这个做臣子的曾经在大海上游历，见到了养生成仙的安期生。安期生吃一种巨枣，有瓜那么大。"战国时期，燕齐之地的一些君王曾派人出海去找神仙，后来，秦始皇也曾派人出海去找神仙，结果都没有找到，李少君怎么就刚好见到了呢？所以，李少君必须自圆其说。他就跟汉武帝解释说："安期生这样的神仙，本来就在那个地方，遇到合他心意的人，他才出来相见。一看就不是合道的人，安期生就隐藏起来不相见了。"这样一来，李少君说什么就是什么了，反正汉武帝自己没法考证，这就断绝了汉武帝去海上寻找神仙给点现成的仙药的念头。接着，李少君就开始向汉武帝推销他自己的"药"。他告诉汉武帝的长寿成仙的方法就是"炼丹"。他们主要是炼黄金等重金属，然后用黄金做器皿盛东西吃，而不是直接吃炼出来的东西。这是一个开端，人们开始自己"炼"东西，然后通过吃来养生。

服食养生，人们先是寻找仙药，发现这条路走不通，就开始自己按医方配药。到唐代的时候，这种按医方配出的服食方就很多很多了，大的思路都是立足于补脑髓、健脾胃、滋养肾阴和肾阳，希望凭此达到百病不生、外患不入的效果。

唐代以前，服食养生以金石类的药物为上品，包括丹砂、金玉、钟乳石、云母等，而后草木药和动物药逐渐得到重视，包括灵芝、菌类、树脂、鹿角及某些动物的器官。服食的理论也越来越完备。比如，孙思邈在《备急千金要方》中就谈到过服食养生须与季节相结合。他说："凡人春服小续命汤五剂，及诸补散各一剂；夏天热，则服肾沥汤三剂；秋服黄芪等丸一两剂；冬服药酒两三剂；立春日则止。此法终身常尔，则百病不生矣。俗人见浅，但知钩吻之杀人，不信黄精之益寿；但识五谷之疗饥，不知百药之济命；但解施泻以生育，不能秘固以顺养。故有服饵方焉。”

《四气摄生图》也说了，四季服食养生各有不同。

春三月，以茯苓、菖蒲、栝楼、山茱萸、菟丝子、牛膝、续断、巴戟天、防风、山药、柏子仁、远志、石斛、杜仲、苁蓉、蛇床子等药炼为蜜丸，可治男子五劳七伤之症，补心肾，和气血，强身健体。

夏三月，以茯苓、杜仲、山茱萸、牡丹皮、泽泻、桂枝、山药、干地黄、石斛、苁蓉、生姜等药炼为蜜丸，可治男子虚损之疾，并且要禁房事，不要吃冷的猪肉、鱼肉。

秋三月，以茯苓、防风、白术、山药、泽泻、附子、紫菀、独活、芍药、丹参、苦参、桂心、干姜、牛膝、山茱萸、黄芪等药炼为蜜丸，也可补肾，治五脏虚寒之疾。

冬三月，以茯苓、山药、肉桂、山茱萸、巴戟、干姜、白术、牛膝、菟丝子、防风、泽泻、柏子仁、牡丹皮、附子等药炼为蜜丸，可治男子五劳七伤等虚损之症。

服食方不是拿来照着吃吃就可以养生，还需要切合时宜。就今天的情况来看，服食方一定要请正规的医生辨证论治后才能使用，不能自己照着乱吃。古人早就说过，自己乱用服食方有害处：“神仙服饵见于杂书者不一，或亦偶遇其人，然不得其法则反能为害。”再好的服食方，不得其法、不得其人，也会有害。《洗冤录》里说：“盖世间无一非生人之具，则无一非杀人之符。偶一相犯，即凝为毒，非特砒、鸩为然，而参、附为尤甚。”世间的药物很多，都对生命有益，也都能杀人害命，就看你服用得对不对症、合不合时。

事实证明，人参、附子等滋补品，如果服用不对症，照样伤人性命。

精气神养生法之导引篇

导引术原为古代的一种养生术，早在春秋战国时期就已非常流行，为当时神仙家与医家所重视。后代道教将其作为修炼方法之一，加以继承和发展。唐代慧琳《一切经音义》说：

> 凡人自摩自捏，伸缩手足，除劳去烦，名为导引。

导引具有调营卫、消水谷、除风邪、益血气、疗百病以至延年益寿的功效。

导引术发展到汉代，华佗创立了五禽戏。“五禽”是指虎、鹿、熊、猿、鸟这五种动物；五禽戏是指模仿虎、鹿、熊、猿、鸟这五种动物的动作来导引锻炼的一种功法。

“五禽戏”实际上在华佗之前就已经有了。1973 年湖南长沙马王堆出土了一批帛书，其中就有一幅图，现在我们称之为《长沙马王堆帛书导引图》。长沙马王堆的这幅导引图，是汉文帝的时候埋下去的，所以长沙马王堆帛书的年代基本上是汉代初年，也就是公元前 206 年前后。这幅导引图的出土反映出秦汉之际，古人就已经采用了这种导引的方法。这种导引的方法相当于五禽戏。现在我们能见到的帛书导引图有的非常艳丽，那是经过修复的。我们一看就会发现，帛书导引图上的人做的那些动作都是在模仿各种动物。

导引术产生后就一直被古代医家作为一种重要的养练方法。导引术发展到宋代的时候，人们又编成了八段锦。其中，坐式八段锦又称为“文八段”。文八段注重凝神行气，其图示出于南宋河滨丈人的《摄生要义》。明代王圻的《三才图会》载有类似图式并附有功法。高濂的《遵生八笺》把八段锦概括成歌诀，并附有功法八图。高濂还对歌诀做了详细的注释。

五禽戏养生法

后人给五禽戏配上了五行和脏腑归属，认为：虎戏属水，主肾；鹿戏属木，主肝；熊戏属土，主脾胃；猿戏属火，主心；鸟戏（也有人称为鹤戏），属金，主肺。

虎戏

虎戏模仿的是老虎瞪眼、扑食、鼓动周身等动作，坚持练习，会收到益肾强腰、壮骨生髓的效果。虎戏的手形是虎爪：五指张开，虎口撑圆，食指、中指关节弯曲内扣，模拟老虎的利爪。练习虎戏时要有虎的威猛气势。

虎戏分出两个动作。

一个是虎举：掌心朝下，十指张开、弯曲，由小指起依次曲指握拳，向上提起；与胸平齐时，拳慢慢松开，转为上举撑掌，再曲指握拳下拉至胸前，再变掌下按。

一个是虎扑：两手经体侧上提、前伸，上体前俯变虎爪，再下按至膝部两侧，可以两只手一起做，也可以一只手在前、一只手在后交替着做。整体而言，这个动作要求形成躯干的蠕动，还需要注意手形的变化，上提时握空拳前伸，下按时呈虎爪，速度由慢到快，劲力由柔转刚。

鹿戏

鹿的特点是轻灵快捷。鹿戏主要有鹿跑式及鹿跳式两种。鹿跑式及鹿跳式须仿鹿步的快捷和轻灵。跑跳时，先调呼吸，运气四肢，跑跳数圈后，会顿觉身轻如鹿。练习鹿戏日久可使肝胆经脉舒畅，血流自如。

熊戏

熊的特点是沉稳有力。练熊戏可使腰肾得助而背强肾固。熊戏主要包括熊步式及蹭背式两种。熊步式的做法是先意沉丹田，气运四肢，然后学熊迈步稳走。蹭背式，即背靠大树或木柱，闭目运气后随呼吸起伏蹭背（注意用腹式呼吸）。

猿戏

猿的特点是轻灵活泼。猿戏主要为蹲趴式、眺望式两种。做蹲趴式时，先运气，然后下蹲、气沉丹田，再跃起做攀扒状。眺望式是左右举手做遮阳状，眺望后做旋转状。猿戏修炼日久，可脑灵目明。

鹤戏

鹤的特点是轻灵飘逸。练鹤戏可使形体轻灵。鹤戏主要为仿飞翔式，方法为调息后，伸展两臂，然后形体随两臂起伏呈鸟飞翔状。此式以胸式呼吸为主，日久心肺得益。

文八段养生法

八段锦分为两种，一种叫“坐式八段锦”，一种叫“站式八段锦”。坐式八段锦又称为“文八段”，站式八段锦又称为“武八段”。坐式八段锦，我们可以坐着练。坐式八段锦的练习口诀一共有八句话，从宋代一直传下来，到了清代，固定为我们现在所看到的文字：

闭目冥心坐，握固静思神。
叩齿三十六，两手抱昆仑。
左右鸣天鼓，二十四度闻。
微摆撼天柱，赤龙搅水津。
背后摩精门，想火烧脐轮。
左右辘轳转，两脚可屈伸。
叉手双虚托，低头攀脚频。
神水九吞咽，发火遍烧身。

我们现在练坐式八段锦，一般可以坐在椅子上练。准备动作是坐在椅子的前二分之一处，两脚尖朝前，两腿分开与肩同宽，大腿与地面平行，小腿与地面垂直。下面我们一句一句地学习。

闭目冥心坐，握固静思神。

“握固静思神”，就是两手握起拳头来，大拇指放在里面，然后放在关元穴和气海穴附近的位置，即握拳放在小腹前的大腿根部。戴眼镜的人要把眼镜摘下来，然后闭目养神，想象着两只手对着后面的两肾，舌抵上颚。这个动作要做 5 分钟以上。

叩齿三十六，两手抱昆仑。

“昆仑”指的是头，也就是我们的脑袋。两只手的手指交叉，然后抱着我们的“昆仑”。抱头的时候，头要往后用点力，手要往前用点力，头与手要保持一定的张力。“叩齿三十六”，是指上下牙齿要相互叩击。叩齿的时候，要能听到“嘚嘚嘚”的响声，头脑还能感觉到振动。“三十六”是指数叩齿的次数，一共叩 36 次。数叩齿的次数，实际上是为了静神，是为了让我们这个时候不再想别的事。

左右鸣天鼓，二十四度闻。

“鸣天鼓”就是两手张开，用劳宫穴对着耳朵捂住，然后用大拇指以外的四个手指拍脑袋后面。还有一种方法是把食指压住中指，用中指拍脑袋。这个时候听到的声音就好像鼓槌敲鼓的声音一样。这就叫“鸣天鼓”。这样敲 24 下，所以说是“二十四度闻”。

微摆撼天柱，赤龙搅水津。

“天柱”指的也是头。“微摆撼天柱”就是撑起头的后颈部，微微地摆动，左右摆，幅度不要太大，频率也不要太快，尤其有颈椎病的人，摆动更要慢、要轻，所以叫“微摆”。“赤龙搅水津”，“赤龙”指的是舌头，“搅水津”是指舌头在嘴里面搅，搅得满口生津。这个“津”在中医里叫“琼浆玉液”。舌头搅出的琼浆玉液不要一口咽下去，而要分三口咽下去。也有人说，要整个的八段锦这一套都练完了，再咽下这些“琼浆玉液”。

背后摩精门，想火烧脐轮。

“精门”指什么？精门指肾俞。肾俞在哪里呢？肾俞是膀胱经上的穴位，位于膀胱经离后背正中线一寸半的那条循行线上，横向平第二、第三腰椎棘突间。两手护住肾俞，用劳宫穴对准肾俞来搓摩，这叫“背后摩精门”。搓摩了“精门”之后，不要动，然后要“想火烧脐轮”，想着火在烧肚脐周围，也就是火在神阙穴周围燃烧。为什么要

“想火”呢？因为“精门”和“脐轮”是肾水所主的地方，肾水容易发寒，所以，在养生中就要“想火烧脐轮”，这样一来，精门和脐轮这一片就全部发热了，就可以温养肾气。

左右辘轳转，两脚可屈伸。

“辘轳转”是指以头带动身体转。“两脚可屈伸”是指两只脚可以做伸展、弯曲动作。先一只脚伸展，另一只脚弯曲。然后，再换脚做动作。这个时候，手可以放在精门处，也可以叉在腰上，还可以虚握拳放在胸前，没有严格的要求。总之，“左右辘轳转，两脚可屈伸”这一句就是说，头带着上身左右地转圈，头和上身也都随着摇转而前俯后仰，看起来就像个辘轳一样在转，整个上半身都转动起来了。

叉手双虚托，低头攀脚频。

两手的手指交叉，翻掌举过头顶，掌心朝天虚托向上举，像托着天一样。这个时候要提肛提腰，感觉到力量从下往上传过来，要用力向上托。稍停片刻，双手分开弯腰，上身前屈攀住脚趾，拉伸一下。这个时候不要弯曲膝关节。最后再收足端坐或盘坐。这组动作有一定难度，很多人伸直膝关节的时候，手够不着脚趾。没关系，不要着急，可以慢慢练习。如果实在太费劲就不要强求，挣扎得面红耳赤去够脚趾完全没必要。尤其老年人更要注意，无论什么锻炼，都以力所能及为好。

神水九吞咽，发火遍烧身。

“神水”就是口中的“琼浆玉液”，“神水”要分 9 次咽下去。咽到哪里呢？按照传统的说法，要咽到下丹田去。总之，要尽量深咽。然后“发火遍烧身”，心里想着脐下丹田发热，这个热慢慢地温暖了整个身体，然后整个身体都发热了。至此，这套文八段锦就做完了。

二十四节气养生法

人体的精、气、神和天地的阴、阳、盛、衰的节律相应。按照中医学的观点，春天当阳气开始生长的时候，人体的精、气、神也开始萌发，人的精力变得越来越好；而冬天当阳气消退、阴气兴盛的时候，人体的精、气、神也随之倾向于收藏，人们不愿意动弹，喜欢在温暖的地方待着。对此，生活在今天的很多人可能都感受不深，因为当世界变成地球村的时候，人们满世界地跑来跑去，连春夏秋冬都不知道按哪里的算合适了。

最早总结人体和天地阴阳相应规律的，应该说是易学。大约在汉代，有一种“卦气说”，它把所有的东西都配到卦里面去了，包括了空间方位，也包括了时间因素，总之，包括了天干地支、万事万物。卦气说涉及养生的内容很复杂。我在这里给大家介绍的是整理过的、相对简捷明了的养生方法。这种养生方法是把一年的 24 个节气都配到文王八卦里，一卦管 3 个节气。

传说陈希夷有一套“二十四节气导引养生功法”。这套功法结合了二十四节气的阴阳多少，以及人体精、气、神的相应状态。因为这套功法的大多数功法都可以坐着练，所以古人称之为“陈希夷二十四节气导引坐功图”。这套功法在明代罗洪先秘传、清代曹无极增辑的《万育仙书》和清代郑官应的《中外卫生要旨》中都有收录。

“二十四节气导引养生功法”，每个月都有两种功法，按照节气顺着来练，每过一个节气就可以换一种功法来锻炼。因为人的气血和精、气、神随着节气更迭也会变化，所以功法也要相应地变化。每种功法练习的起止时间不用刻意规定得很死，围绕着一个节气，前面练习六七天、后面练习七八天，每种功法增减一两天，都天不会有什么大问题。这里要特别提醒的是，二十四节气应按照阳历来推算，上半年的节气一般在每月的6日、21日，下半年的节气一般在每月的8日、23日。即使有变化，也最多前后相差一两天。

艮卦（☶）管正月的立春、雨水和二月的惊蛰这3个节气。艮卦下面两爻都是阴爻，说明这段时间阴气凝重，阳气才刚刚开始萌动，还在地底下，还没有向上蒸腾。只有到了春分，也就是到了震卦，万物才会复苏，才会变得生机勃勃起来，一年的好光景也就开始了。人体也一样，在这3个节气里，精、气、神不能消耗太多，所以我们要把阳气蕴藏于内。这个时候，我们可以练下面这3种功法。

正月立春导引功法

这套功法要在每天23点至次日3点之间练习。练习时，端正坐好，两掌重叠，掌心向下按在大腿上。吸气时，右掌叠于左手背上，伸臂耸肩，向左扭身，上体保持正直。稍停后，呼气时，松肩臂，恢复到最初的坐姿。再次吸气，伸臂耸肩，同时身躯右转，其余体势同前。如此左右交替做3到5次，然后叩齿、深呼吸、鼓动舌头搅动口中津液、咽下，各3次。

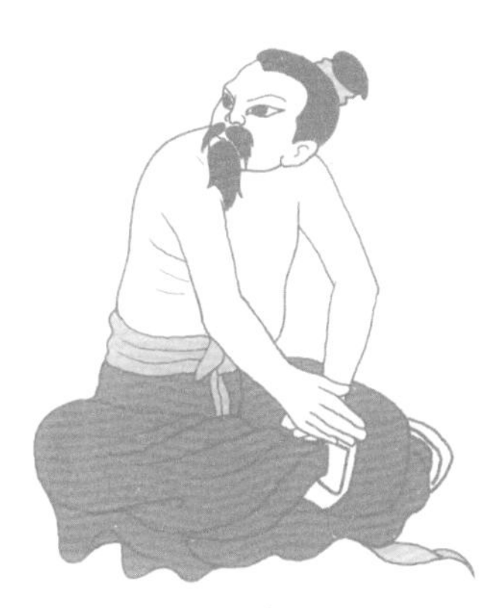

正月立春导引

这套功法可以防治颈项痛、耳后痛、肩臂痛、后背痛、肘臂痛等。

正月雨水导引功法

这套功法是在每天23点至次日3点之间练习。练习时，一样是正坐，左手掌叠于右手背上，按压右大腿，上身向左转，并向左侧倾倒，转动头颈，回头向后看；稍作停顿后，改为上身转向右侧，同时向右侧倾倒，转动头颈，回头向后看。稍作停顿后，再转向左侧。如此反复做15次。右手掌叠于左手背上，按压左大腿上，同前法扭身、扭头、拗颈。如此反复做15次。叩齿、咽津，然后吐纳收功。

这套功法可防治咽干、咽喉肿痛、干呕、喉痹、耳聋、目眦痛、颊痛等。

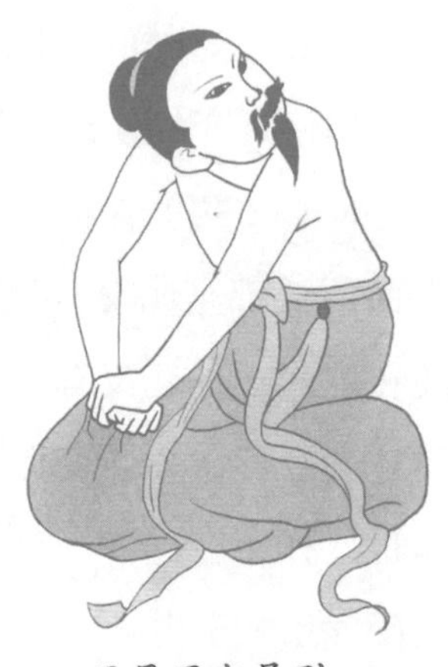

正月雨水导引

二月惊蛰导引功法

这套功法适合每天1点到5点之间练习。练习时，盘坐，两手握拳。头颈向左右缓缓转动各4次。两肘弯曲，前臂上抬与胸齐平，手心朝下，十指自然拳曲。两肘关节同时向后拉伸，还原。如此反复做30次。叩齿、咽津，然后吐纳收功。

这套功法可以防治脾胃蕴积邪毒、目黄口干、齿鼻出血、头风面肿、喉痹暴哑、目暗羞明、鼻不闻臭等。

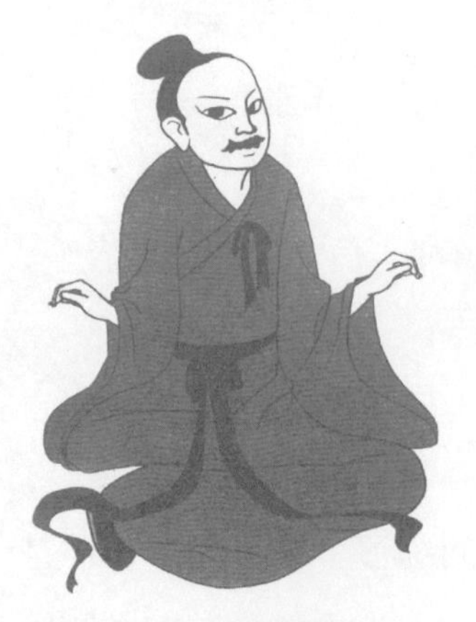

二月惊蛰导引

接下来是震卦（☳），它管春分、清明、谷雨这3个节气。震卦上面两爻为阴，下面一爻为阳，说明阳气正式冒起来了，入主东宫（震卦在文王八卦里位于东方）了，开始掌握大权了。这个时候，青草也从地底冒出嫩芽了，一派充满生机的景象。这个时节，养生时也要和春天舒张的气息相呼应。我们的精、气、神可以尽量放舒缓一些，干什么事情都不要着急，要放宽心去感受春天的生机。在这3个节气，相应的有下面3种功法。

二月春分导引功法

这套功法的练习时段为每天1点到5点之间。练习时，盘坐，两手由体侧提到腋下，手心向上，两掌内旋后向正前方推出，掌心朝前，指尖向上，两臂伸直与肩平，与肩同宽，同时头向左转，两手收至腋下，头转向正前方。两手如前法推出，头转向右侧。如此左右各做42次。叩齿、咽津，然后吐纳收功。

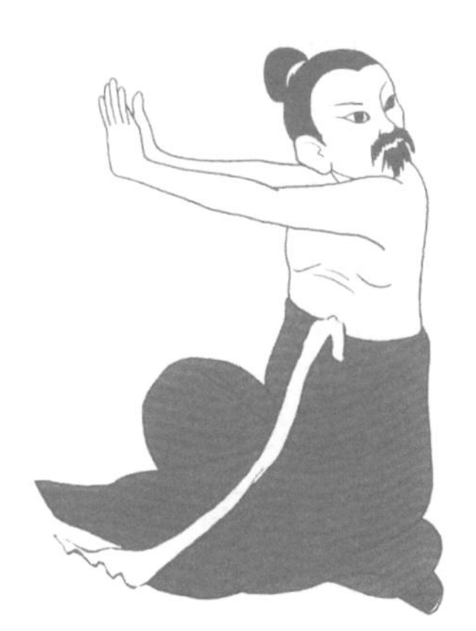

二月春分导引

这套功法能防治胸部及肩背部的经络虚劳、齿痛颈肿、寒栗热肿、耳聋耳鸣、耳后痛、肩臂痛、皮肤肿胀瘙痒等。

三月清明导引功法

这套功法也是在每天1点至5点之间练习。练习时，盘坐，两手做挽弓动作。左右两手交换，动作相同，方向相反，各做56次。叩齿、咽津，然后吐纳收功。

这套功法能防治腰脊痛、肠胃虚、胃肠积滞、耳聋咽痛、颈项肩臂疼痛、腰软等。

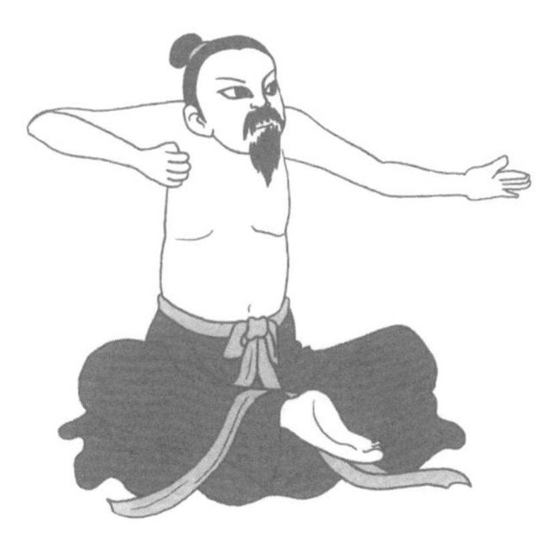

三月清明导引

三月谷雨导引功法

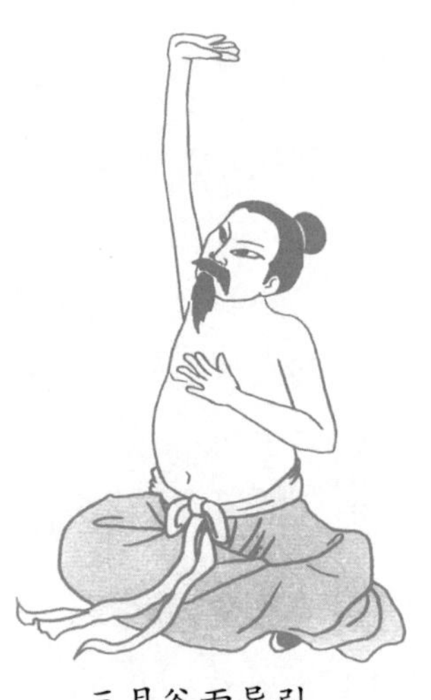
三月谷雨导引

这套功法同样是在每天1点至5点之间练习。练习时，自然盘坐，右手上举托天，指尖朝左。左臂弯曲呈直角，前臂平举于胸前，五指自然弯曲，掌心向内，同时头向左转，目视左前方。然后左右交换，动作相同，各做35次。叩齿、咽津，然后吐纳收功。

这套功法能防治脾胃痞满、目黄、鼻衄、颊颔肿、肘臂外侧肿痛、掌中热等。

接下来是巽卦（☴），它管立夏、小满、芒种这3个节气。立夏是夏季的开始，从此万物变得旺盛了。巽卦的上面两爻为阳爻，下面一爻是阴爻。这样的阴阳含量，寓意是什么呢？这就是说，这个时候虽然阳气已然蒸腾于地上，占上风了，但是还有一阴深陷其下，所以这时既要防热病，又要防那个深藏在下面的一阴在我们放松防备时偷袭。人体的精、气、神状态其实也和这个卦相似，因此古人设计了适合这3个节气的3种功法。

四月立夏导引功法

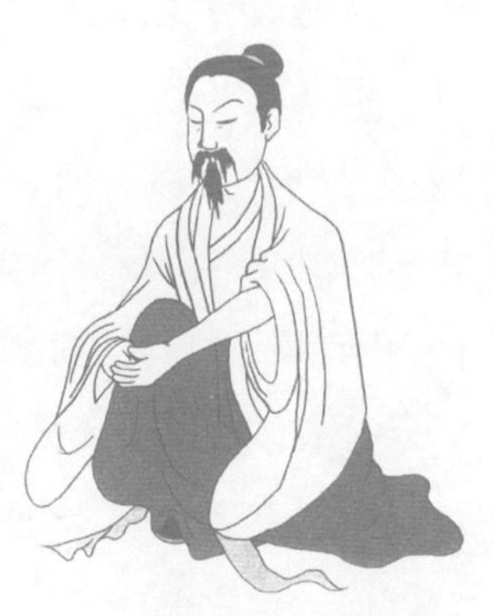
四月立夏导引

这套功法的练习时段为每天3点至7点之间。练习时，一条腿盘曲坐，另一条腿屈膝坐，两手交叉抱膝，手与膝努力抗争，持续用力二三秒钟。两腿交替，左右各抱膝用力抗争35次。叩齿、咽津，然后吐纳收功。

这套功法能防治风湿留滞、经络肿痛、腋肿、手心热、嘻笑不休等。

四月小满导引功法

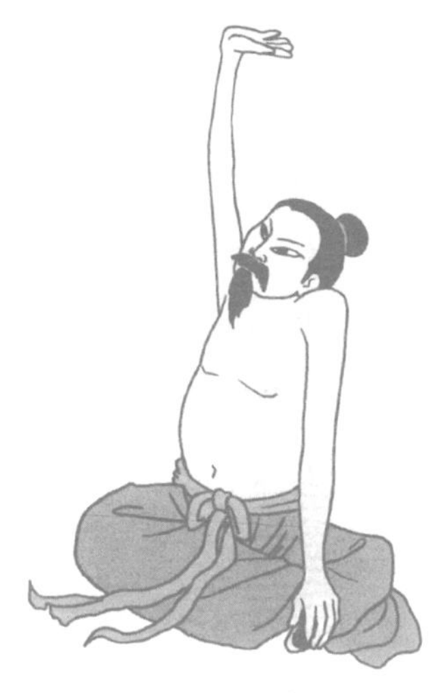
四月小满导引

这套功法的练习时段也是在每天 3 点至 7 点之间。练习时，盘坐，左手按住左小腿部位，右手向上举托，指尖朝左。然后左右互换，动作相同。如此反复各做 15 次。叩齿、咽津，然后吐纳收功。

这套功法可防治肺腑蕴滞邪毒、胸胁支满、心悸怔忡、面赤鼻赤目黄、心烦作痛、掌中热等。

五月芒种导引功法

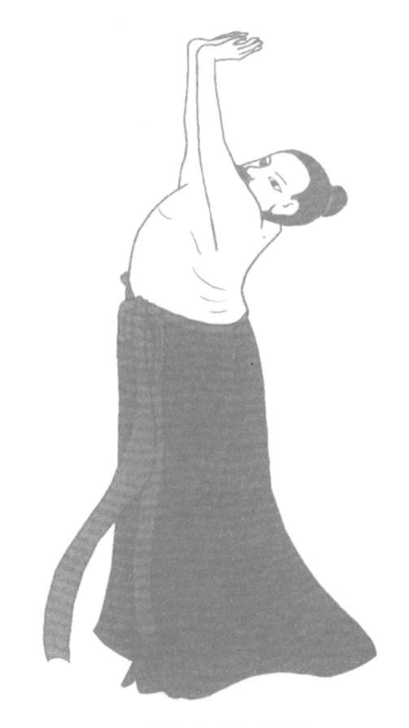
五月芒种导引

这套功法同样适合在每天 3 点至 7 点之间练习。练习时，自然站立，两脚分开与肩同宽，两手自胸前上提，掌心向上，然后外旋，向上举托，两臂伸直，掌心向上，指尖朝后，腹向前挺，背向后压，头后仰，目视双手，略停数秒，然后双手经体侧缓缓落下。如此重复做 35 次。叩齿、咽津，然后吐纳收功。

这套功法可以防治虚劳、咽干、胃痛、目黄胁痛、消渴、善笑善惊善忘、身热股痛、心悲、头项痛、面赤等。

接下来是离卦（☲），它管夏至、小暑、大暑这 3 个节气。“至”有“极”的意思。夏至这天，阳光几乎直射在北回归线上空，所以夏至这一天是北半球白昼最长、黑夜最短的一天。这时，天之阳最为强盛，万物也向最旺盛的顶点冲刺。过了夏至，太阳逐渐向南移动，北半球的白昼一天比一天短，天之阳也就开始减少了。夏至最炎热，但里面却有湿的气候特征。这是为什么呢？我们来看离卦，它上下两根阳爻，中间包着一根阴爻，象征阳中有阴，按照中医来说，就是“暑必挟湿之象”。所以，夏至虽然天之阳最强盛，但是在地则有暑湿。所以我们人体的精、气、神在夏天容易升腾散发，容易激越，这就是我们夏天“火气大”的原因。同时，我们这时也容易被阴湿羁绊，有时会感到头晕脑涨、胸闷困倦，没有精神头儿，这就是暑湿伤人了。这段时间的调理，从功法方面而言，有下面 3 种。

五月夏至导引功法

这套功法要在每天 3 点至 7 点之间练习。练习时，屈膝蹲坐，两臂伸直，十指交叉，掌心向内，以右脚蹬双手，脚向外蹬，双手往里拉，蹬拉相抗争，持续约二三秒钟。同样的动作，换左脚蹬，左右各做 35 次。叩齿、咽津，然后吐纳收功。

这套功法可以防治风湿、腕膝痛、肩臂痛、掌中热痛、腰背痛、身体困重等。

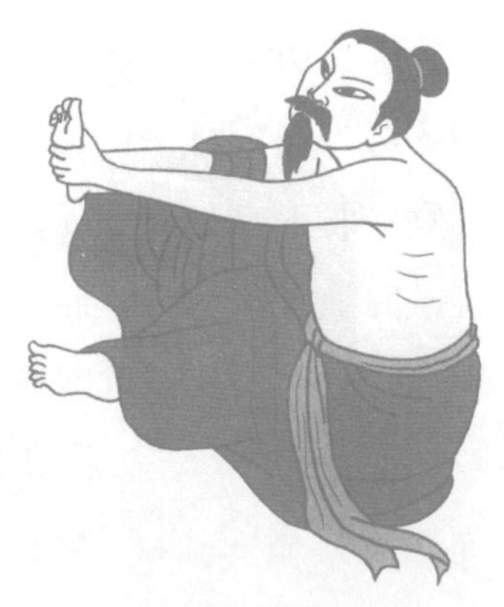

五月夏至导引

六月小暑导引功法

这套功法要在每天 1 点至 5 点之间练习。练习时，两手在身体背后撑地，十指朝后，手臂伸直，左腿向前伸直，脚跟着地，右腿屈曲折叠，让大腿压住小腿蹲地，眼睛看着脚尖，身体重心先向后移，后向前移。如此两脚交换，动作相同，各做 15 次。叩齿、咽津，然后吐纳收功。

这套功法可以防治腿膝腰髀风湿、咽干、半身不遂、健忘、脱肛、喜怒无常等。

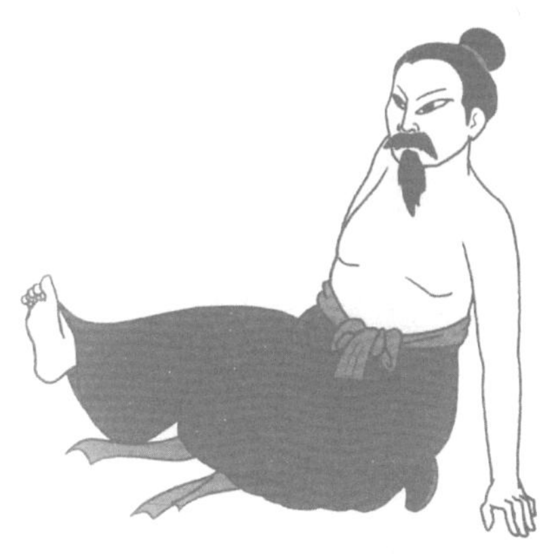

六月小暑导引

六月大暑导引功法

这套功法也是在每天 1 点至 5 点之间练习。练习时，盘坐，双手握拳撑住地，两臂伸直与肩同宽，拳眼相对，身体重心前移，上体前俯，转头向左，向后上方瞪视，然后重心后移，头转向前，身体重心再前移，转头向右，动作相同，方向相反。如此左右各做 15 次。叩齿、咽津，然后吐纳收功。

这套功法可以防治咳嗽、气喘、心烦胸满、手臂痛、掌中热、脐上或肩背痛、尿多、皮肤痛麻、悲愁欲哭、畏寒发热等。

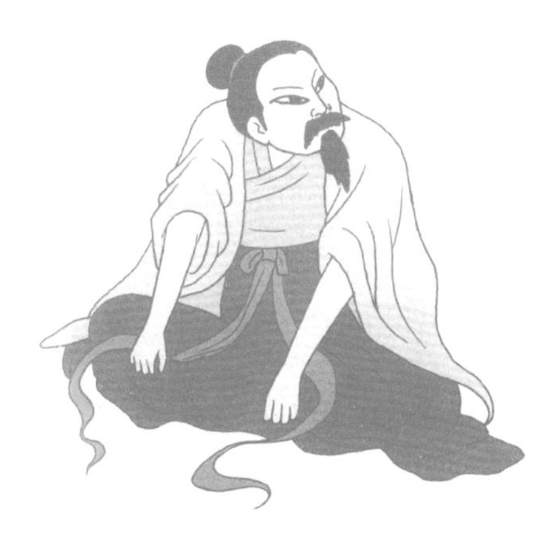

六月大暑导引

离卦之后就是坤卦（☷）了，它管立秋、处暑、白露这 3 个节气。立秋是秋天的开始，从这一天起，气温应该逐渐下降。但是事实上，进入立秋后，天气还是很热的，不但南方，就是北方地区，也还没有黄叶飘零，只是昼夜温差拉大了而已。这从“处暑”二字中也可以看出来。“处”有止息的意思，“暑”是热的意思。就是说，暑热的天气结束了。按照古人的记载，这段时间是人容易疲惫、容易累的时候，但是精、气、神还在高效地运转着。所以为了更好地为进入下一个阶段做准备，人体精、气、神的高效运转也得逐渐平静下来。因此，古人设计了下面这 3 种功法。

七月立秋导引功法

这套功法要求在每天 1 点至 5 点之间练习。练习时，盘坐，上体前俯，两臂伸直与肩同宽，撑地。然后含胸缩体，屏住呼吸，耸身向上，重心前移，稍停，然后还原到开始时的姿势。如此反复做 56 次。叩齿、咽津，然后吐纳收功。

这套功法可以防治虚损、口苦善太息、心胁痛不能反转、面色无华、足热、头痛、颌痛、眼眶痛、腋下肿、缺盆肿痛等。

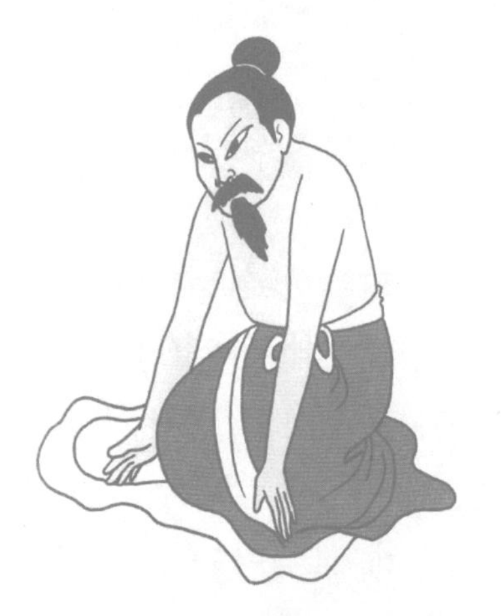

七月立秋导引

七月处暑导引功法

这套功法也是在每天 1 点至 5 点之间练习。练习时，正坐，转头向左上方牵引，再缓缓转头向右上方牵引。同时两手半握拳捶腰背（胸）。每转头一次，则捶背 6 次。如此头向左右各转 35 次。叩齿、咽津，然后吐纳收功。

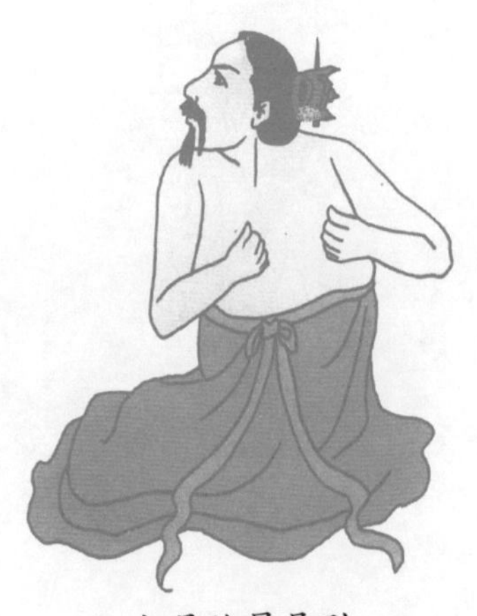

七月处暑导引

这套功法可以防治风湿、肩背痛、胸痛、脊背痛、诸关节痛、少气咳嗽等。

八月白露导引功法

这套功法还是要求在每天 1 点至 5 点之间练习。练习时，盘坐，两手按膝，头缓缓转向左，然后转向右，各牵引 15 次。叩齿、咽津，然后吐纳收功。

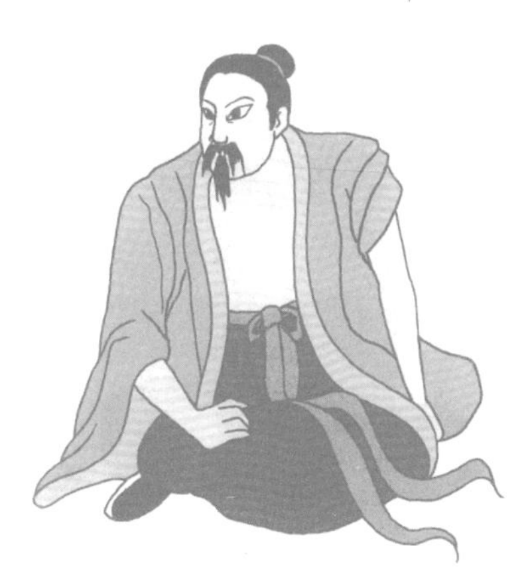

八月白露导引

这套功法可以防治洒淅振寒、闻水声则惊狂、汗出、鼻衄、颈肿、喉痹不能言、呕吐等。

坤卦结束后是兑卦（☱），这一卦管秋分、寒露、霜降这 3 个节气。秋分就是平分秋季的意思。这一天刚好是秋季 90 天的一半。《春秋繁露・阴阳出入上下》中说："秋分者，阴阳相半也，故昼夜均而寒暑平。""阴阳相半"，一是指它处于夏冬之间，二是说秋分这天昼夜平分，各 12 小时。这时，阳光直射在赤道上。北半球的秋天一般是从秋分才真正开始的。兑卦下面两爻为阳，最上面一爻为阴，说明这一卦既有燥阳又有寒湿。兑属金，金生水，所以能化寒；土又能生金，湿土为金之母，所以又掺杂着湿。正像《温病条辨》中所说，秋天的燥气轻则为燥，还可根据当年气候的不同，分别化成寒、湿、火等外邪。

八月秋分导引功法

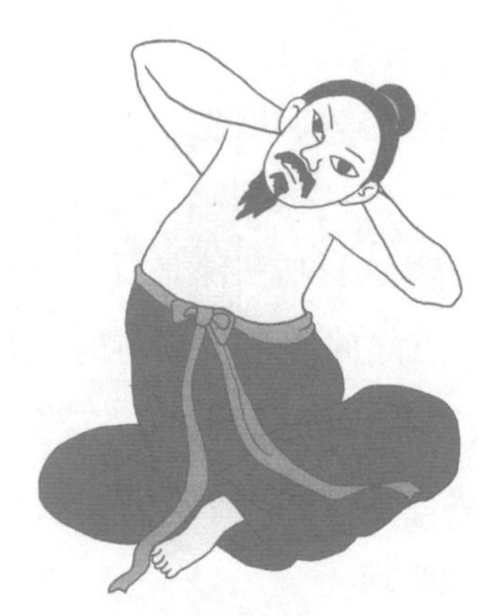

八月秋分导引

这套功法可以在每天1点至5点之间练习。练习时，盘坐，两手捂耳，十指向后相对，上体向左侧倾斜牵引，再慢慢向右侧倾斜牵引，左右动作相同，方向相反，各做15次。叩齿、咽津，然后吐纳收功。

这套功法可以防治风湿、腹大水肿、膝膑肿痛、股胫外侧痛、遗尿、腹胀、消谷善饮、胃寒喘满等。

九月寒露导引功法

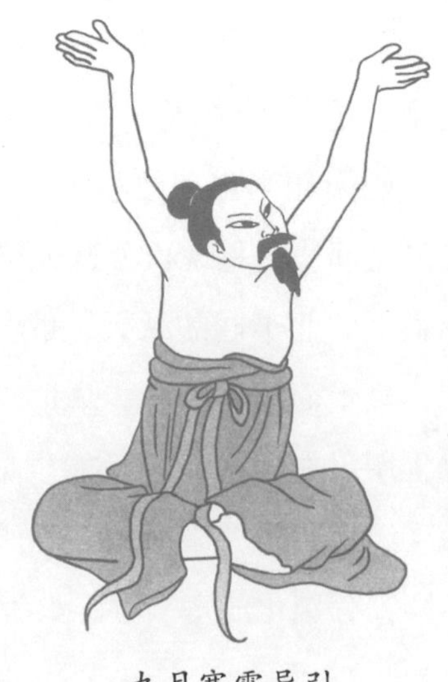

九月寒露导引

这套功法也要在每天1点至5点之间练习。练习时，盘坐，两手手心向上，十指相对，缓缓上提至胸前与乳相平，前臂内旋，双手慢慢向上举托，手心朝上，指尖朝外，两臂伸直呈开放形。身体上耸，头转向左，手心翻向下，两臂由体侧缓缓放下。然后头转向右，其他动作与前同。如此反复做15次。叩齿、咽津，然后吐纳收功。

这套功法可以防治风寒湿毒之邪

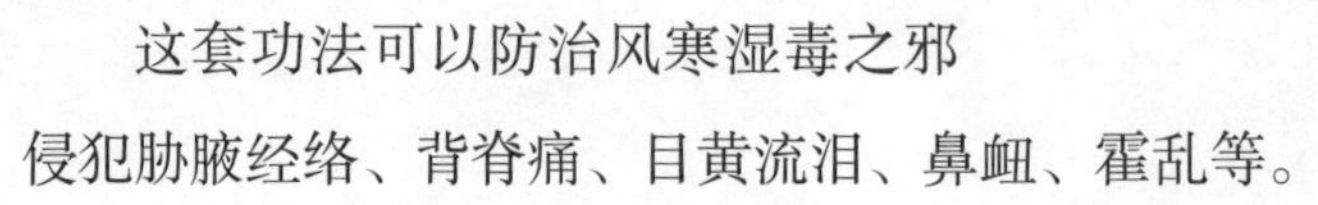

侵犯胁腋经络、背脊痛、目黄流泪、鼻衄、霍乱等。

九月霜降导引功法

这套功法同样适合在每天 1 点至 5 点之间练习。练习时，向前伸腿而坐，两手分别向前攀住左右脚的脚底，膝关节弯曲。脚向前蹬，手向后扳，蹬扳相抗几秒钟，然后屈膝，两臂随之弯曲。如此反复做 35 次。叩齿、咽津，然后吐纳收功。

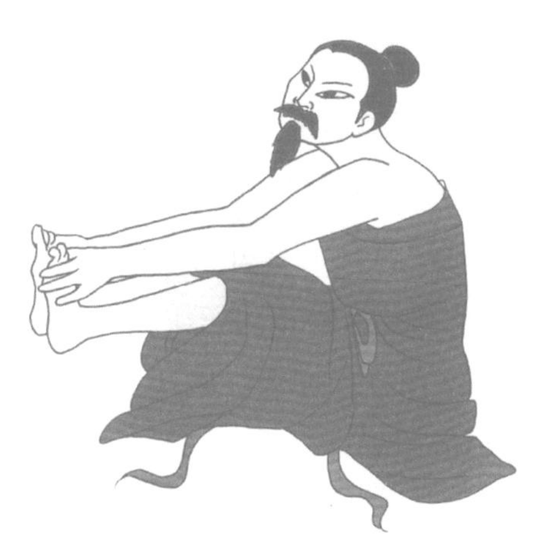

九月霜降导引

这套功法可以防治风湿痹痛、小腿裂痛、颈背腰臀痛、肌肉萎缩、大便脓血、小腹胀痛、小便不利、久痔脱肛等。

进入十月，就迎来了冬天，进入了乾卦（☰）。乾卦管立冬、小雪、大雪这 3 个节气。在我国的很多地方，尤其北方，人们习惯上把立冬这一天当作冬季的开始。《孝经纬》上说："霜降后十五日，斗指乾，为立冬。冬者，终也，万物皆收藏也。""冬"字是指一年的田间操作结束了，作物收割之后要收藏起来的意思。从这个时候开始，人体的精、气、神也要开始潜藏了。在这一点上，老百姓们都没有异议。立冬这天一过，很多人的心思就开始转变了，觉得冬天来了，生活得有点冬天的样子了。古人也为我们设计了 3 种功法供立冬之后开始练习。

十月立冬导引功法

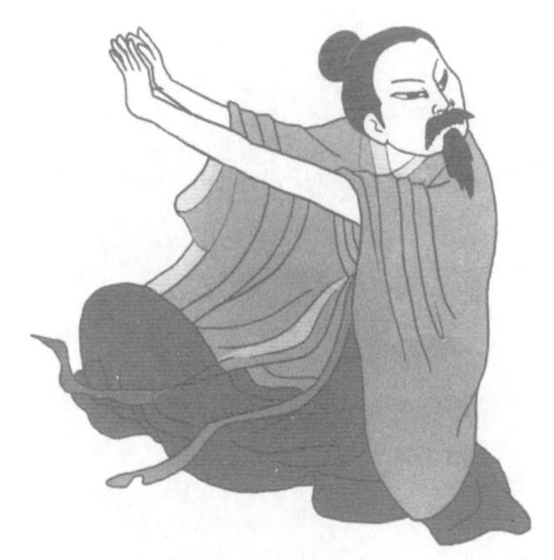
十月立冬导引

这套功法要在每天 1 点至 5 点之间练习。练习时，盘坐，两手由体侧提到胸前，掌心朝上，头转向左，两臂随后慢慢落下，头转向正前方，两臂重复上述动作，头转向右，其他动作相同。如此左右反复，各做 15 次。叩齿、咽津，然后吐纳收功。

这套功法可以防治胸胁积滞、虚劳、腰痛不能俯仰、咽干、面色无华、胸满呕逆、头痛、颊肿、目赤肿痛、两胁下痛引小腹、满闷等。

十月小雪导引功法

这套功法可以在每天 1 点至 5 点之间练习。练习时，盘坐，左手按膝部，十指朝外，右手挽住左手肘关节，并用力向右拉，同时左肘用力向左，彼此相持数秒钟。如此左右各做 15 次。叩齿、咽津，然后吐纳收功。

这套功法可以防治腕肘部位的风湿痹痛、女子小腹肿、遗尿、男子睾丸肿痛、转筋、阴缩、洞泄、喘咳、善恐等。

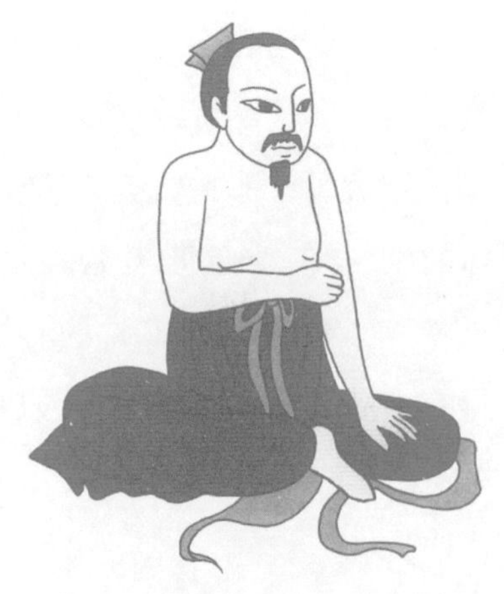
十月小雪导引

十一月大雪导引功法

这套功法要求练习的时间段是在每天23点至次日3点之间。练习时，自然站立，两脚分开与肩同宽，稍屈膝，两臂伸直外展平举，掌心朝外，指尖朝上，抬腿原地踏步若干。叩齿、咽津，然后吐纳收功。

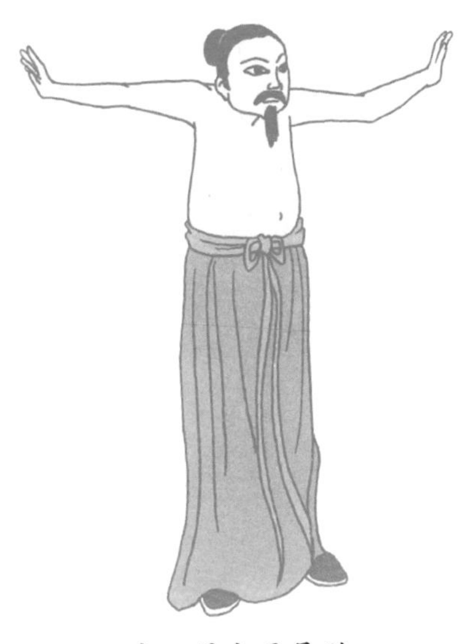

十一月大雪导引

这套功法可以防治脚膝部位的风湿痹痛、口热舌干咽肿、烦心心痛等。

大雪过完就到了一年冬天的终点。这时既是阳气的终点，也是阳气的起点。阳气消退完了，自然又开始一个新的起点，新的一丝真阳之气开始运动，这就是天机发动、地机发动。这段时间归坎卦（☵）管，包括冬至、小寒、大寒这3个节气。冬至这一天，我们北半球白昼最短、黑夜最长。古人对冬至的说法是，阴极之至，阳气始生。冬至以后，北半球的白天就逐渐长了。《太平御览》中说：“冬至日阳气归内。”这时正如坎卦所示，两阴包一阳，虽然气温最低，但中间已有一点阳气开始凝聚。冬至，水旺。我们的肾阳已经达到顶点。就像夏至的离卦中有一阴一样，我们须知天气与地气其实是不同时的，所以在天之阳高的时候，气温都会很高，但地气却会有残余的阴气。这时的养生，有下面这3种功法。

十一月冬至导引功法

这套功法同样是在每天23点至次日3点之间练习。练习时，平坐，两腿前伸与肩同宽，两手半握拳按两膝上，拳眼指向腹部，肘关节朝向左右斜前方，拳心朝外，上身前俯，极力以拳压膝，重心后移。如此做 15 次。叩齿、咽津，然后吐纳收功。

这套功法可以防治手足经络寒湿痹痛、臂股内侧痛、足痿、足下热痛、脐痛、胁下痛、胸满、大便难、咳嗽、腰冷等。

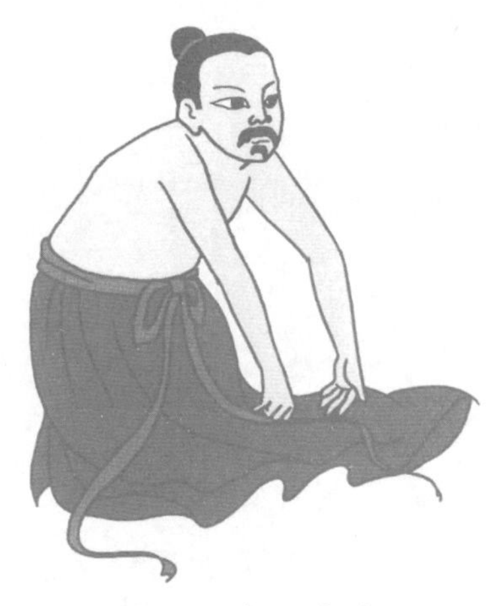

十一月冬至导引

十二月小寒导引功法

这套功法也是在每天 23 点至次日 3 点之间练习。练习时，盘坐，右大腿压住左小腿，右小腿稍向前伸，左手掌按在右脚掌上，右手向上举托，掌心朝上，指尖朝右，转头目视上托之手。然后左右交换，动作相同，左右各做 15 次。叩齿、咽津，然后吐纳收功。

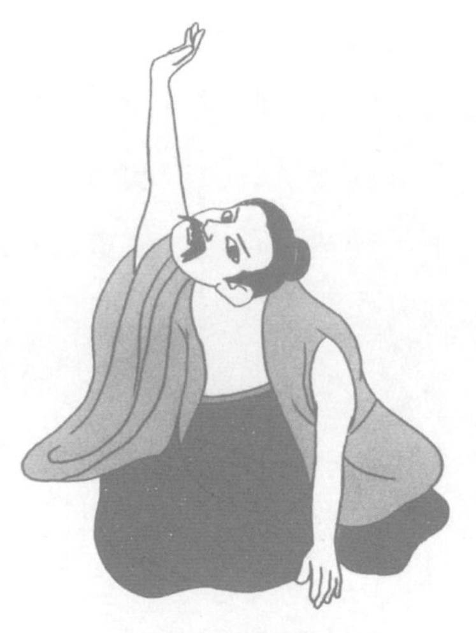

十二月小寒导引

这套功法可以防治食入即吐、胃脘

痛、腹胀、身体困重、心下急痛、二便不畅、黄疸等。

十二月大寒导引功法

这套功法练习的时间也是在每天23点至次日3点之间。练习时，单腿跪坐，一腿前伸，另一腿跪在床上，前伸脚的脚掌着地，臀部坐在跪坐脚的脚后跟上，上体后仰，两臂在身后左右侧撑地，指尖朝向斜后方，身体重心先后移，再前移。接下来前伸和跪坐的两腿互相交换，左右各做15次。叩齿、咽津，然后吐纳收功。

这套功法可以防治邪中经络、舌强痛、身体不能动或不能卧、足背痛、腹胀肠鸣泄泻、足踝肿等。

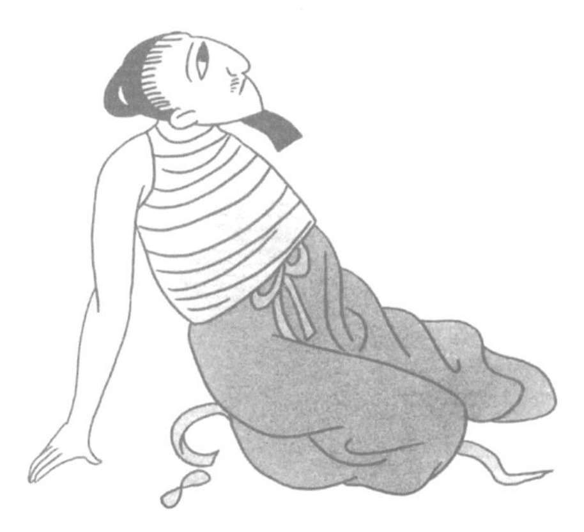

十二月大寒导引

精气神养生法之静功篇

三寡养生功

精亏、气虚、神怯是疾病与衰老的先兆。唐代医家孙思邈说：“精、气、神不可损也，损之则伤生。”因此，保养好精、气、神是我们健康生活的重要保障。那么怎么才能保养好我们的精、气、神呢？古人告诉我们说：

> 寡欲以养精，寡言以养气，寡思以养神。

做到了这“三寡”，也就守住了我们精、气、神三宝的根本。

中医认为，“欲多则损精”。纵欲不但耗损过多的精液，同时也会伤及五脏之精。“肝精不固，目眩无光；肺精不交，肌肉消瘦；肾精不固，神气减少；脾精不坚，齿浮发落。”“若耗散真精不已，疾病随生，死亡随至。”所以《类经·摄生》说：“欲不可纵，纵则精竭。精不可竭，竭则真散。盖精能生气，气能生神……故善养生者，必宝其精，精盈则气盛，气盛则神全，神全则身健，身健则病少。神气坚强，老而益壮，皆本乎精也。”

历代医家都主张，养生之道，首要的是保精养气。过于放纵情欲，男人会遗精、早泄、阳痿、生殖无力，甚至腰膝酸软、头晕耳鸣、失眠多梦、心悸健忘、精神不振，久则成痨；女人则会肾虚精亏、冲任不固、气血逆乱、崩漏下血、白带绵绵而下，流产、早产或不孕，甚至经血亏枯、闭经，面黄消瘦而成劳损之症。不仅如此，纵欲还可导致机体内分泌紊乱，影响消化系统、血液循环系统等。所以，清心寡欲是养精之道的一个重要方面。

“气”具有动而不息的特征，维持和推动着人体的生命活动。养气的基本要求是少言。一个人如果说话过多，就必然消耗肺气，影响呼吸系统的正常功能，导致体内元气不足，外邪乘虚而入，身体越来越差。还有一些人生活上不知道节制，追求刺激，在 KTV 里狂呼乱叫，甚至大哭大笑，这样也会损精耗气，导致身体越来越差，各种各样的疾病都找来了。所以，养气，最重要的是寡言，也就是少说话、轻声说话。

中医认为，思虑过度会导致血气郁结不行。血气不畅就会引起各种疾病，如《黄帝内经》有“思伤脾”“思则气结”“多思则神殆”之类的说法。思虑过度，常见心情烦闷、头目眩晕、不思饮食、脘腹胀闷，甚则出现面色萎黄、倦怠乏力、心悸气短等症。尤其女人，如果思虑过度，就会损伤心脾，导致月经不调，甚至闭经。再严重了，就会有神经衰弱、胃肠神经功能紊乱、高血压、冠心病等大病随之而来。更严重的，甚至会发生癌变。所以，“善摄生者，不劳神，不苦形。神形既安，祸患何由而至也？”。也就是说，善于养生的人不会过于劳“神”，也不会让形体过于劳苦。形和神都安定了，还怎么会生病呢？

但是，“凡人不能无思”。“寡思”是说，不要在微不足道的小事上苦想冥思，不要胡思乱想，更不要为身外之物费尽心思，以免用脑过度损伤心脾，进而损伤身体的方方面面。只要尽量减轻思想负担，“全神息虑”，防止“神虑精散”，就可以达到养神的效果。

总之，寡欲、寡言和寡思，做到这“三寡”，也就初步达到了保养精、气、神的要求。

精、气、神养生功

现在我教大家一种功法，叫“精、气、神养生功”。只要大家坚持做，就能在保养精、气、神这 3 个方面得到一个整体的提升。精、气、神是合起来的，养也要合起来养，不能分开来养。这种功法只要大家坚持，效果肯定不错。

我讲养生已经十几年了，好多人学完这种功法，坚持下来了，效果都非常好。这种功法很平和，基本上所有人都可以练习，只是每个人的注意事项稍有不同。比如，体质偏阴盛的人，可以选择阳气较盛的时间（如上午）和阳气充沛的地点（如朝阳下）练习。整个功法始于下丹田，止于下丹田。练习时，不需要太大的地方，在自家客厅里就可以做。

特别要注意的是，这种功法不是体育锻炼，所以“神”非常重要。一边练这种功法还一边跟人聊天是不行的。

精、气、神养生功有 3 个内容，也可以简单地分成 3 个步骤：调身、调息、调神。调身就是调整形体，这不就属于“养精”的内容吗？调息就是调整呼吸，也就是调气，这不就属于“养气”的内容吗？调神当然就是属于“养神”的内容了。所以，这种精、气、神养生功就是“函三为一”的。坚持练习这种功法，就可以养精、养气、养神。

第一个步骤是调身，包括预热的准备、起势的调整。

开始练习这种功时，可以预热一下，先拍打拍打经络。

拍打经络的时候，我们要按照十二经络循行的规律来拍打。

先从手三阴经开始拍打。手三阴经都在手臂的内侧，走向是从胸部走向手，所以我们拍打的时候要从上臂内侧开始拍，慢慢往下拍胳膊、肘关节内侧、小臂、手腕和手掌、手指。拍完左边拍右边。

接下来是拍打手三阳经。手三阳经都位于手臂的外侧，走向是从手走向头部，所以我们拍打手三阳经的时候要拍打手臂的外侧，而且从手指尖往上拍，经过小臂外侧、肘关节外侧、上臂外侧，然后拍到肩膀，也是拍完左边拍右边。

拍打完手三阴经、手三阳经之后，再揉一揉后脑勺、太阳穴，用两只手的手指抓按一下头顶。

接下来就开始拍打足三阳经、足三阴经。先拍打足三阳经，再拍打足三阴经。

足三阳经是从头部走向足部的，拍打足三阳经的时候可以先干洗脸，顺便揉一揉脸上的穴位，比如睛明、四白等穴位，然后往下拍打胸部，两只手一起往下拍，左手拍左胸，右手拍右胸，继续往下拍打，经过腹部往下（足太阳膀胱经在背部走，不太好拍就不拍了），然后拍打大腿的外侧，继续往下拍打小腿的外侧。

最后一组拍打是拍打足三阴经。足三阴经是从足部走向腹部的，拍打的时候先从小腿内侧开始拍打，逐渐往上拍打，经过大腿内侧，到腹部的时候改成按顺时针方向按摩腹部，最后在下丹田这个位置结束。

这样，你就相当于把全身经络都拍打了一遍。然后，你抖动手，颤动脚，抖动身体，想象着把身体里的浊气、污气都抖掉。

拍打经络，平时也可以这么练：早上起床之后，如上所述地这么拍打一遍。拍打完之后，抖动胳膊、小臂和手，颤动大腿、小腿和脚，想象着把身体里的浊气、污气都抖掉。

接下来，我们就正式进入精、气、神养生功练习阶段。先要调整好姿势，也就是起势要做正确。

起势先从调身开始。开始时，自然直立，左腿往外迈半步，两膝微屈，含胸拔背，头正肩收，下颌内收，两眼微闭，眼观鼻，鼻观心。

起势做好了之后，我们就进入第二个步骤：调息。

调息的时候要保持身体的姿势正确，要紧而不僵、松而不懈，然后才开始调息。当然，调息和调神是分不开的。如果神不静，那么怎么调息也是调不好的。调息有很多方法，五花八门，到最后都是一个样子的——当你真正静下来之后，你的呼吸是若有若无的，非常自然地就平稳而深长了。这里我们还是从最简单的方法入手来学习，熟练后我们就不用再拘泥于这个方法了。

把自己的胸部想象成一个风箱，呼气的时候，风箱瘪下去，吸气的时候，风箱鼓起来。然后，静下心来体会一呼一吸的感觉，呼气的时候可以在心里数“1”，吸气的时候可以在心里数“2”，一直数到“8”，这时就不要再往下数了。下一次呼气的时候，回来接着数“1”，并试着让呼吸变得更慢、更深。在这个过程中，如果你忘记了，一直数啊数啊，数到了“9”“10”或“12”，甚至更多了，没有关系，回来接着从数“1”开始就可以了。一般我们做3次数到“8”，呼吸就都调整得很平稳、深长了，就可以进入下一个步骤了。

调息调好了之后，我们就进入第三个步骤：调神。

其实，调神是贯穿始终的，从调身的时候就开始了。什么叫“紧而不僵、松而不懈”？这就要用到“调神”，因为这种描述是人在一种姿势状态下的感受。调息的时候就更离不开调神了，关注呼吸、数呼吸，都是在调神，目的都是让“神”静下来。

进入调神阶段，我们的关注点就不用继续放在呼吸上了，而要静下心来体会身体的状态，要关注自己的感受。

首先，把下丹田的气往后引，让气经过后面的督脉往上行。这个时候要提肛。提肛的时候，腹部要收缩。然后，引气再往上行，引到“下关”（脊柱的根部）。这里是第一个关口。气要通过这个关口才能继续往上行。这时候，需要做一些动作来帮助气过关，这个动作就是蠕动全身。蠕动的时候，要想象着我们将气沿着督脉往上引，一截一截地往上引。然后，引气到达命门，命门微微发热。练功的时候，你得先想到，至于它是不是真的，你先不要管，你只要觉着发热就行，这叫心理暗示，叫诱导。命门微微发热，然后继续引气往上，到达“中关”（中丹田正对的后方），“中关”也微微发热，然后继续往上，一截一截地往上引，到达“上关”（基本上在我们睡觉时挨着枕头最下面的这个部位）。上关微微发热，然后继续引气往上，到达百会穴。这时候，要慢慢地停下来。所有的力量都集中到了百会穴，百会穴也微微发热了。再引气从百会穴的中心往前、往下，到达上丹田。到达上丹田的时候，身体继续蠕动，然后继续引气往下。气一点一点地往下移，经过鹊桥（舌头抵住上颚部，气通过舌头就像经过一座鹊桥，然后得以继续下行），沿着胸腹正中的任脉继续慢慢下行，慢慢到达中丹田（胸部正中线上，平两乳连线的位置）。然后引气继续下行，到达神阙穴（肚脐位置），然后再到达下丹田（肚脐下四横指下的位置）。引气经过下丹田，继续往下行，到达会阴穴，接着转向上行，这就完成了一周。

在练习的过程中，形、神要一致。整个过程实际上是用神在走，并配合形体的动作，这叫“形神合一”。

内气在体内沿任、督二脉循环一周，就好比地球自转了一周，即昼夜循环了一周。内气从下丹田出发，经会阴，过肛门，沿督脉，通三关，到头顶泥丸宫，再经过上丹田，下行至舌尖，与任脉交接，沿胸腹正中往下，到中丹田，再到下丹田，这样运行一周，就是一个“小周天”。如果脉打通了，就叫“打通小周天”。道家养生认为，打通小周天以后，人就百病不生了。

最后来介绍一下怎么收功。

先两手平举，经身体两侧反掌上举，举过头顶，在头顶上方合十，然后下落，先到上丹田，继续下落，到中丹田，然后继续下落，两手打开。打开的时候，左手在前，右手在后，左手对准下丹田，右手对准命门，分别摩揉命门和下丹田。

收功的时候，摩揉 6 次就可以了——顺时针 6 次，逆时针 6 次。这样就收功了，最后都收在下丹田了。